D1828256

btb

Aus Freude am Lesen

Arnhild Lauveng · Morgen bin ich ein Löwe

Arnhild Lauveng

Morgen bin ich ein Löwe

Wie ich die Schizophrenie besiegte

Aus dem Norwegischen
von Günther Frauenlob

btb

Die norwegische Originalausgabe
erschien 2005 unter dem Titel »I morgen war jeg alltid en løve«
bei Cappelen, Oslo.

FSC
Mix
Produktgruppe aus vorbildlich
bewirtschafteten Wäldern und
anderen kontrollierten Herkünften

Zert.-Nr. SGS-COC-1940
www.fsc.org
© 1996 Forest Stewardship Council

Verlagsgruppe Random House FSC-DEU-0100
Das für dieses Buch verwendete FSC-zertifizierte Papier *Munken Premium*
liefert Arctic Paper Munkedals AB, Schweden.

1. Auflage

Satz: Uhl + Massopust, Aalen
Druck und Bindung: GGP Media GmbH, Pößneck
Printed in Germany
ISBN 978-3-442-75206-5

www.btb-verlag.de

Für Mama und Kitty

Früher verbrachte ich meine Tage als Schaf.
Tag für Tag sammelten die Schäfer alle auf der Station
zum gemeinsamen Ausmarsch,
und wie alle Schäferhunde knurrten und bellten sie,
wenn jemand in der Tür zögerte.
Es kam vor, dass ich leise Mäh machte,
während sie mich über den Flur trieben,
es hat aber nie jemand gefragt, warum
– ist man erst verrückt, darf man auch Mäh machen.

Früher verbrachte ich meine Tage als Schaf.
In einer Herde trieben sie uns über die Wege rings um
die Klinik,
eine langsame ungleiche Schar aus Individuen, über die
sich niemand Gedanken machte.
Denn wir waren eine Herde geworden,
und dic ganze Herde sollte sich draußen ergehen,
um anschließend wieder eingepfercht zu werden.

Früher verbrachte ich meine Tage als Schaf.
Die Schäfer schoren mir das Fell und stutzten die
Klauen, damit ich besser in die Herde passte.
Ich trottete los zwischen hübsch frisierten Eseln, Bären,
Eichhörnchen und Krokodilen
Und fragte mich, warum niemand etwas sehen wollte.

Früher verbrachte ich meine Tage als Schaf,
während sich alles in mir danach sehnte, über die Savanne zu jagen.
Und ich ließ mich treiben, vom Pferch auf die Weide und wieder in den Stall, wenn sie sagten, das sei für ein Schaf so das Beste.
Und ich wusste, dass das falsch war.
Und ich wusste, dass es so nicht ewig gehen würde.

Früher verbrachte ich meine Tage als Schaf.
Aber morgen bin ich ein Löwe.

Inhalt

Einleitung

Ich schreibe dieses Buch aus einem ganz bestimmten Grund. Ich war früher schizophren. Das hört sich ebenso unmöglich an wie »frühere AIDS-Patientin« oder »ehemalige Diabetikerin«. Ein ehemaliger Schizophrener ist etwas, das es so nicht gibt. Eine Rolle, die man niemals angeboten bekommt. Hingegen gibt es die Rolle des irrtümlich als schizophren diagnostizierten Patienten. Oder des symptomfreien Schizophrenen, der die Krankheit mit Medikamenten in Schach hält, und nicht zuletzt die des Schizophrenen, der es gelernt hat, mit seinen Symptomen zu leben, oder der sich im Moment in einer guten Phase befindet. Keine dieser Alternativen ist irgendwie schlecht, aber sie treffen auf mich nicht zu. Ich war schizophren. Ich weiß, wie es war. Weiß, wie die Welt aussah, wie sie sich anfühlte, was ich dachte und tun musste. Auch ich hatte meine »guten Phasen«, und ich weiß, wie ich sie erlebt habe und wie die Dinge jetzt sind. Das ist etwas ganz anderes. Jetzt bin ich gesund. Und auch das muss erlaubt sein.

Es ist nicht leicht, genau zu sagen, wie lange ich krank war, denn die Krankheit entwickelte sich über Jahre, und ebenso dauerte es Jahre, mich wieder aus ihr herauszukämpfen. Ich hatte Selbstmordgedanken und litt über Jahre an Sinnesstörungen, ehe überhaupt jemand erkannte, dass ich im Begriff war, schizophren zu werden. Und ich war schon wieder ziemlich gesund, sicher und innerlich abgeklärt, bevor das System überhaupt daran glaubte, dass ich gesund werden könnte. Krankheit und Gesundheit sind Prozesse und Abstufungen, die man eigentlich nicht zeitlich festschreiben kann. Aber es begann mir bereits als Vierzehn- bis Fünfzehnjähriger schlecht zu gehen. Mit siebzehn wurde ich zum ersten Mal eingewiesen. Von da an ging es rein und raus, über Jahre hinweg mal kürzere, mal längere Einweisungen. Manchmal war ich nur wenige Tage oder Wochen in der psychiatrischen Notaufnahme, andere Male Monate, und die längsten Perioden erstreckten sich über ein bis zwei Jahre in offenen oder geschlossenen Abteilungen, mal freiwillig, mal nicht. All diese Zeiten zusammengenommen war ich sechs bis sieben Jahre in der Klinik. Das letzte Mal mit sechsundzwanzig Jahren, doch da war ich bereits ganz eindeutig auf dem Weg der Besserung, auch wenn das für jemand anders als mich selbst vielleicht kaum erkennbar war.

Ich glaube nicht, dass meine Geschichte mehr ist als bloß meine Geschichte. Sie muss nicht auf alle zutreffen. Aber es ist eine andere Geschichte, eine Geschichte, die sich von allem unterscheidet, was man sonst zu hören bekommt, wenn man mit der Diagnose Schizophrenie konfrontiert wird. Und deshalb glaube ich, dass es wichtig ist, sie zu erzählen. Als ich krank war, bekam ich nur eine Geschichte zu hören. Es hieß, ich sei krank, ein angeborenes Leiden, das mein ganzes Leben dauern würde und mit dem ich lernen müsste zu leben. Diese Geschichte stimmte in meinem Fall nicht. Sie machte mir keinen Mut und gab mir weder Hoffnung noch Kraft in einer Zeit, in der ich gerade das so sehr gebraucht hätte. Es war keine Geschichte, die mir gut tat. Und in meinem Fall war es auch keine wahre Geschichte. Aber es war die einzige Geschichte, die ich zu hören bekam.

Nachdem ich wieder gesund wurde, habe ich Psychologie studiert. Diese Ausbildung hat mir gezeigt, dass es auch neben meiner privaten, persönlichen Geschichte eine ganze Reihe anderer Geschichten gibt, die man Menschen mit der Diagnose

Schizophrenie erzählen kann und auch jenen, die mit diesen Menschen leben und arbeiten. Deshalb will ich noch einige weitere erzählen außer meiner eigenen. Auch diese werden nicht auf alle zutreffen. Das Leben ist groß und kompliziert und facettenreich, und es gibt kein definitives Fazit. So etwas funktioniert in der Mathematik, nicht in der Wirklichkeit. Deshalb ist keine dieser Geschichten die einzige, große, allgemeingültige Wahrheit. Aber alle diese Geschichten sind wahr.

Geschichten
über die Verwirrung

Nebel und Drachen, Blut und Eisen

Es begann zögernd und vorsichtig, und ich bemerkte es kaum. Wie ein schöner Sommertag, an dem langsam Nebel aufzieht. Zuerst nur ein dünner Schleier, der sich vor die Sonne schiebt, dann aber immer dicker wird, während die Sonne noch scheint. Erst wenn sie das nicht mehr tut, wenn alles kalt geworden ist und die Vögel nicht mehr singen, spürt man, was da vor sich geht. Aber dann ist der Nebel da, und die Sonne ist weg, und die Wegmarkierungen beginnen zu verschwinden. Plötzlich hat man nicht mehr die Zeit, nach Hause zu kommen, weil sich der Nebel so dicht auf alle Wege gelegt hat, dass ein Fortkommen nicht mehr möglich ist. Und dann bekommt man es mit der Angst zu tun. Denn man weiß nicht, was da vor sich geht oder warum das geschieht und wie lange es dauern wird. Man begreift nur, dass man allein ist und im Begriff, sich zu verlaufen, und schließlich bekommt man Angst, vielleicht nie wieder den Weg nach Hause zurück zu finden.

Ich weiß nicht, wann oder wie es begann, aber ich erinnere mich daran, dass ich in der Schule immer mehr Angst bekam. Eigentlich gab es gar nicht so viel, wovor ich hätte Angst haben müssen, und die Angst war auch noch nicht so groß, aber ich spürte, dass etwas nicht in Ordnung war. Ich war immer das liebe, stille, fleißige Mädchen gewesen, das sich gerne selbst beschäftigte, oft vor sich hinträumte und nicht viele Freunde hatte. Ich hatte zwar ein paar, insbesondere eine enge, beste Freundin, habe mich aber nie mit vielen Menschen umgeben.

Auf der Grundschule war ich ein bisschen gemobbt worden. Nicht wirklich tragisch, sondern eher dieses stille, unauffällige Alltagsmobbing, das einem beinahe unmerklich das Selbstvertrauen, die Freundschaften und das Lachen raubt und einen zu guter Letzt allein zurücklässt in dem Glauben, es sei am besten so. Auch auf der nächsten Schule ging das so weiter. Es war nicht wirklich schlimm, aber doch spürbar. Kaugummi in den Haaren, Menschen, die gingen, wenn ich kam, die mit ihren Stühlen zur Seite rückten oder höhnisch lachten. Gruppenarbeit war ein Albtraum, und in den Pausen war ich häufig allein. Das war schon lange so gewesen, bis ich schließlich bemerkte, dass ich mehr und mehr allein war und dass es sich nicht nur um eine äußerliche Einsamkeit handelte, sondern um eine Einsamkeit, die auch von meinem Inneren Besitz zu ergreifen begann. Irgendwie war etwas geschehen, meine Einsamkeit beruhte mit einem Mal nicht mehr nur darauf, dass ich nicht mit jemandem zusammen war, sondern darauf, dass mich der Nebel an der Kommunikation hinderte. Die Einsamkeit war ein Teil meiner selbst geworden.

Ich bekam gute Noten in der Schule. War mit meiner besten Freundin zusammen, ging ins Kino, arbeitete als Babysitterin, zeichnete, malte und hörte Musik. Ich lachte und hatte reichlich Pläne für die Zukunft. Aber abends begann ich, häufiger rauszugehen, unternahm lange Spaziergänge, auf denen ich über alles und nichts nachdachte. Und manchmal wusste ich hinterher nicht einmal mehr, wo ich gewesen war. Ich machte mir viele Gedanken über den Tod, und mitten im Sommer kletterte ich bis ganz nach oben auf die Sprungschanze und fragte mich, wie es wäre, nach unten zu fliegen und an einem ganz anderen Ort zu landen, einem Ort, von dem man nie wieder zurückkam. Ich glaube, ich schrieb in meiner Jugend nicht einen einzigen Schulaufsatz, in dem ich nicht jemanden tötete, mit Ausnahme vielleicht der rein wissenschaftlichen Arbeiten, aber auch die waren reichlich düster. Ich wurde stiller und hörte häufig Musik. Ich las viel, und nicht selten handelte es sich um ziemlich traurige, dicke Bücher, die für eine Vierzehnjährige eigentlich zu schwere Kost waren. Tarjei Vesaas, Kafka und Dostojewskij. Ich war einerseits sehr erwachsen, andererseits äußerst kindlich – und wusste selbst nicht mehr, wer ich eigentlich war. Ich ging in die neunte Klasse und wünschte mir zu Weihnachten ein Latein-Lehrbuch und eine Babypuppe. War immer verwirrter und schrieb viel Tiefsinniges in mein Tagebuch.

Aber nichts davon war für sich genommen wirklich ungewöhnlich. Ich war ein Teenager, und Jugendliche in diesem Alter sind in der Regel unberechenbar. Sie kämpfen damit, noch Kind und doch gleichzeitig schon ein Stück weit erwachsen zu sein. Grübeleien und plötzliche Meinungsänderungen sind da ganz normal. Es gab eigentlich nichts, über das man sich hätte Sorgen machen müssen. Im Nachhinein denke ich, dass das deutlichste Warnsignal dafür, dass etwas mit mir nicht stimmte, die Tatsache war, dass sich meine Identität, meine Sicherheit, ich selbst zu sein, langsam auflöste. Ich wurde immer unsicherer, ob es mich wirklich gab oder ob ich nicht nur eine Figur aus irgendeinem Buch war, die jemand erfunden hatte. Ich war mir nicht mehr sicher, wer meine Gedanken und Handlungen steuerte: Tat ich das selbst – oder waren das andere? Der Autor des Buches vielleicht? Ich begann mich zu fragen, ob ich wirklich am Leben war, denn alles fühlte sich so unendlich leer und grau an. In meinem Tagebuch schrieb ich statt »ich« »sie«, und schließlich dachte ich auch so: »Sie ging über die Straße zur Schule. Sie war sehr traurig und fragte sich, ob sie sterben musste.« Und irgendwo in meinem Inneren fragte etwas, ob »sie« immer noch »ich« war, und kam zu dem Schluss, dass das nicht stimmen konnte, denn schließlich war »sie« traurig, während »ich« nichts war. Nur grau.

Etwa zu dieser Zeit erkannte ich, dass ich Hilfe brauchte. Lange Zeit hatte mir davor gegraut, doch eines Tages, als ich allein in einem Klassenzimmer saß und meine Norwegisch-Hausaufgaben machen wollte, nahm ich all meinen Mut zusammen und ging nach unten zur Schulkrankenschwester. Sie war sehr freundlich, aber ich spürte, dass es mir nicht gelang, mich klar genug auszudrücken. Sie fragte, ob ich aß, und das tat ich, sie wollte wissen, ob ich davor Angst hätte, dick zu werden oder in einen Bus einzusteigen, aber das hatte ich nicht. Ich hatte Angst, nicht zu existieren, hatte Angst, dass die Gedanken in meinem Kopf nicht meine eigenen wären. Aber danach fragte sie nicht. Ich sagte ihr, alles fühle sich grau an, und ich könne nicht mehr leben, woraufhin sie für mich einen Termin beim Schulpsychologen ausmachte. Mir war flau, und ich hatte Angst. Ich wollte niemandem davon erzählen. Der Termin lag in den Winterferien, so dass die Schule glücklicherweise geschlossen war. Zu Hause gab ich vor, bloß einen Spaziergang machen zu wollen. Ich versteckte mich auf dem Friedhof neben der Schule, bis ich den Psychologen kommen sah. Ich wollte wirklich mit ihm reden, auch wenn ich Angst davor hatte. Mir war klar, dass ich dabei war, mich in diesem Nebel zu verlaufen, und dass ich Hilfe brauchte. Aber ich wusste nicht, wie ich darum bitten oder erklären sollte, was da in mir geschah. Denn der Nebel war bereits ziemlich dicht, und die Kommunikation fiel mir schwer. Ich beteuerte, verwirrt zu sein, und der Schulpsychologe antwortete, das seien alle Teenager. Ich sagte ihm, ich hätte das Gefühl, ich wäre es nicht mehr selbst, die meine Gedanken und Tätigkeiten steuerte, und er zeichnete mir das Freudsche Modell auf und schrieb »Ich« und »Es« und »Über-Ich« in die Kreise. Ich verstand nichts davon, es zeigte mir aber in aller Deutlichkeit, dass auch er nicht verstand, was ich ihm zu sagen versucht hatte. Der nächste Termin überschnitt sich mit einer Arbeit, so dass ich zur Krankenschwester lief und ihr sagte, ich hätte keine Zeit, bräuchte aber auch keinen neuen Termin, weil es mir schon wieder deutlich besser ginge. Es war eine blanke Lüge, aber der Nebel begann in dieser Zeit wirklich dicht zu werden, so dass es immer schwieriger wurde, vernünftige Gedanken zu denken, geschweige denn darüber zu reden. Da war eine Lüge einfach die leichteste Lösung. Ich wusste, dass es mir niemals gelingen würde auszudrücken, wie es wirklich war. Deshalb sagte ich, es sei alles in Ordnung, und drehte mich weiter allein im Kreis.

Erstaunlicherweise lief es in der Schule immer noch gut. Die Aufsätze waren tragisch, aber nach wie vor gut geschrieben, und auch in den anderen Fächern kam ich zurecht. Jahreszahlen, Kronblätter, Kriege und chemische Formeln waren sichere, einfache und standhafte Fakten in einer Welt, die immer chaotischer wurde. Sie bereiteten mir keine Probleme, waren gefühllos und unveränderlich, ließen sich von meinem inneren Chaos nicht beeindrucken, und alles war gut, wenn man sie nur paukte und auswendig lernte. Ich ging spazieren, passte auf kleine Kinder auf, machte Hausaufgaben und absolvierte Prüfungen. Niemand wusste, dass ich mich mit jedem Tag mehr und mehr verirrte und mich immer weiter von zu Hause entfernte. Aber es war so.

Und dann kam ich auf das Gymnasium. Anfangs ging alles gut. Ich kam in eine nette Klasse mit ein paar bekannten und einer Reihe neuer Gesichter. Ich erkannte, dass es dort auch nette Menschen gab, vielleicht gar neue Freunde, mit denen ich Spaß haben könnte. Ich nahm auch einen Job an, verkaufte abends in einem Kino Schokolade, und obgleich die Fahrt mit dem Bus dorthin lang war, gefielen mir die Arbeit und die Kollegen. Es ging mir gut. Sehr gut. Zu gut. Denn so war meine Welt nicht gewesen, daran war ich nicht gewöhnt. Wenn alles gut lief, wurde die grausame Einsamkeit, die zuvor um mich herum geherrscht hatte, nur umso deutlicher. Und auch die Trauer steckte noch in meiner Brust. Wenn ich mit den anderen lachte, wand sie sich in mir und erinnerte mich daran, dass das Leben nicht leicht, lustig und gut war, sondern einsam, traurig und schmerzhaft. Und dann fühlte ich mich nur noch einsamer. Außerdem war ich so lange gequält worden, dass es für mich ungewohnt und anstrengend war, wenn die Menschen plötzlich freundlich waren. Wollte ich der Tatsache ins Auge blicken, dass die Menschen tatsächlich nett waren und gar keinen Grund hatten, nur so zu tun, musste ich auch die Trauer über das Gewesene an mich heranlassen. Und das schaffte ich nicht. Das Grau wuchs. Mir wurde immer klarer, dass ich mich in meiner Rolle als stilles, nettes, kluges Mädchen nicht mehr wohlfühlte. Ich wollte fliegen und begann leuchtend rote, feuerspeiende Drachen zu zeichnen. Drachen, die vor Kraft und Leben und all dem strotzten, was ich nicht hatte. Denn in mir war alles nur noch grau.

Schon auf der alten Schule hatten sich meine Sinneswahrnehmungen verschoben. Aber auch das war so langsam und Stück für Stück geschehen, dass ich es anfangs kaum bemerkt hatte. Manchmal, wenn ich müde war, fiel mir auf, dass sich gewisse Geräusche anders anhörten. Irgendwie merkwürdig. Mal waren sie zu laut, mal zu leise, oder sie klangen einfach nur seltsam. Jetzt wurde das schlimmer. Gewöhnlich unterliegen die Geräusche ja einer klaren Ordnung, einige sind laut, andere leise; manche sind wichtig, manche weniger wichtig. Doch jetzt verwischten diese Regeln sich zusehends. Wenn ich mit jemandem spazieren ging und mich dabei unterhielt, spürte ich, dass es immer schwieriger für mich wurde, meinen Gesprächspartner zu verstehen, weil unsere Stimmen vom Geräusch meiner Sohlen auf dem Asphalt übertönt wurden. Das Rauschen im Ohr konnte so laut und bedrohlich werden, dass es beinahe physisch wehtat, und manchmal war ich verunsichert, was das überhaupt für ein Geräusch war. Hörte ich da wirklich nur ein Rauschen, oder sprach jemand mit mir? Auch die Stimme des Lehrers konnte entschwinden, Worte und Informationen konnten zu bloßen Geräuschen werden, zum Kreischen eines Sägeblattes oder dem Heulen des Windes. Auch was ich sah, begann sich zu verändern. Die Kontraste zwischen hell und dunkel wurden stärker, manchmal geradezu unheimlich. Wenn ich auf der Straße unterwegs war, konnten die Häuser um mich herum unvermittelt zu wachsen beginnen, riesengroß und bedrohlich werden, so dass ich mitunter fürchtete, sie könnten über mir zusammenstürzen. Vertraute Gesetzmäßigkeiten in Perspektive und Raum zerbrachen, und es fühlte sich an, wie durch eine surrealistische Malerei von Picasso oder Salvador Dalí zu laufen – sehr anstrengend und verwirrend.

Einmal blieb ich auf dem Weg zur Arbeit eine halbe Stunde stehen, weil ich es nicht wagte, die Straße zu überqueren. Es gelang mir nicht mehr, den Abstand zu den Autos einzuschätzen, und die Bordsteinkante geriet zu einem tiefen Abgrund, in den ich zu Tode stürzen konnte. Angst und Verzweiflung wuchsen, und zu guter Letzt sah ich keinen anderen Ausweg mehr, als einfach loszugehen. Würde ich getötet werden, wäre es wenigstens vorbei. Ich wurde nicht getötet. Ich schaffte es über die Straße, fand den Weg zur Arbeit und sagte, der Bus habe sich verspätet. Es war das erste Mal, dass ich zu spät kam, und es gab keine Probleme, aber die Lüge quälte mich. Doch was sollte ich sagen? Dass ich Angst hatte, von der Bordsteinkante zu Tode zu stürzen? Das ging nicht. Es hörte sich vollkommen verrückt an. Während die Welt um mich herum immer chaotischer wurde, gab es dennoch etwas in mir, das diese Geschehnisse registrierte und erkannte, dass da etwas ganz und gar nicht stimmte. Irgendwo in meinem Inneren wusste ich, dass die Bordsteinkante nur circa 20 Zentimeter hoch ist, nicht zwanzig Meter, und dass man nicht davon stirbt, einen Schritt nach unten zu tun. Aber so sah meine Welt eben nicht aus, und während eine Stimme in mir das eine sagte, sagte eine andere etwas vollkommen anderes, so dass es immer schwieriger wurde, Dinge zu verstehen und Ordnung zu halten.

In meinem Tagebuch, das ich noch immer führte, schrieb ich weiter über »sie«. Auch das verwirrte mich. Denn wenn ich »sie« war, wer war dann die, die schrieb? War ich »sie«?

Aber wenn »ich« »sie« war, wer erzählte dann über »ich und sie«? Das Ganze wurde immer chaotischer, und ich fand keinen Weg hinaus. Eines Abends gab ich es vollends auf und ersetzte alle »ich« mit einem x für unbekannt. Ich fühlte, ich hatte aufgehört zu existieren, alles war nur noch Unordnung, und ich hatte keine Ahnung, ob ich existierte, was ich war oder wer ich war. Ich war nicht mehr da, jedenfalls nicht als eine Person mit einer Identität und Grenzen, einem Anfang und einem Ende. Ich bestand bloß noch aus undefinierbarem, ausuferndem Chaos, wie ein Fetzen Nebel. Diffus und grenzenlos. Dabei war ich noch immer ich selbst. Das erkenne ich, wenn ich die Tagebucheinträge aus jener Nacht lese, in der ich den Eindruck hatte, dass sich meine Identität vollends auflöste und die Psychose endgültig die Oberhand gewann. Denn in Anbetracht des immer bedrohlicheren Chaos schrieb ich voller Verzweiflung – und nun zitiere ich direkt: »Jetzt kann x nicht mehr. X hat keinen Schimmer, wer x ist, und x schafft es auch nicht mehr, darüber nachzudenken. X glaubt, x geht und bringt y ins Bett (Objektform).« Und obgleich ich mich sehr gut an die Verzweiflung und Einsamkeit erinnern kann, die ich empfand, weil ich so vollkommen allein war und nicht einmal ein solides »ich« besaß, muss ich in Anbetracht dieser Zeilen lächeln. Denn es ist so überaus deutlich, dass ich die ganze Zeit über da war, mit einer mehr als soliden Identität, auch wenn ich nicht mehr dazu in der Lage war, diese zu erkennen. Ich bin interessiert an Sprache und Grammatik. Auch das ist ein Teil der Kombination von Besonderheiten, die meine Identität ausmachen und durch die ich erst zu dem Menschen werde, der ich bin. Ich war also auch damals noch da. Nur konnte ich es nicht erkennen.

Die Welt war grau geworden, meine Sinne waren verwirrt, und ich wusste nicht, wie ich mich dem Konflikt zwischen dem »lieben Mädchen« und dem »lebendigen Leben« stellen sollte. Meine Rolle war so eng, dass meine Seele Druckstellen bekam, die die ganze Zeit über schmerzten, und ich nicht weiter wusste. Ich zeichnete Drachen. Einzelne Zeichnungen von gelben Geschöpfen, die durch die Nacht flogen, oder ganze Serien aus mehreren Bildern, die erst gemeinsam ein Ganzes bildeten. Eine dieser Serien beginnt mit einer Eisprinzessin in einem blaulila Kleidchen. Sie geht allein durch einen dunklen Winterwald mit nackten, toten Bäumen. Im Wald sind viele wilde Tiere – Wölfe, Schlangen, kleine Teufel –, aber keines davon beachtet die Eisprinzessin, sie gehen alle ihre eigenen Wege. Sie ist ganz allein. Auf dem nächsten Bild wird die Prinzessin von dem großen, gelben, feuerspeienden Drachen gefressen, dabei sieht er eigentlich ganz nett aus, auch in diesem Moment. Das dritte Bild zeigt den Drachen, wie er ein großes, weißes Ei bebrütet, und auf dem vierten Bild bricht die Eierschale, und eine gelbrote Prinzessin kommt heraus. Sie lächelt ebenso glücklich wie der Drache. Auf dem letzten Bild geht die Feuerprinzessin wieder durch den Winterwald. Es ist noch immer genauso kalt und dunkel, und auch die wilden, gefährlichen Tiere sind noch da. Aber die Prinzessin passt nicht mehr in diesen Wald, und die Tiere bemerken das, wenden sich ihr zu und greifen sie an. Sie ist nicht mehr geschützt durch das Eis, sondern lebendig und verwundbar, und es besteht höchste Gefahr, dass sie gefressen wird. Trotzdem habe ich in mein Tagebuch geschrieben: »Egal, es spielt keine Rolle, was es kostet, ich will nicht sterben, bevor ich nicht alle Farben meines Malkastens verwendet habe, will kein Leben in Pastell führen.« Und das schrieb ich, obgleich ich ein erschreckend genaues Bild meiner Zukunft gemalt hatte, ohne auch nur das Geringste darüber zu wissen. Ich wusste, dass ich gefressen werden würde. Und dass ich überleben würde.

Noch eine weitere Bilderserie zeigt die Eisprinzessin. Hier wird sie beinahe von einer Horde kleiner, grauer Wollknäuel ohne Körper, aber mit großen Mäulern gefressen. Um ihnen zu entkommen, lässt sie sich wieder vom Drachen verschlingen.

Dieses Mal gibt es kein Ei. Dieses Mal liegt der Drache weinend auf einer Wiese. Die Tränen sammeln sich zu einem Fluss, und am Ufer dieses Flusses wächst eine Blume. Die Knospe öffnet sich, und heraus kommt die Feuerprinzessin. Sie singt.

Ich war total verwirrt, verstand nichts und konnte nicht erklären, was mit mir geschah. Daran erinnere ich mich noch genau. Aber die Zeichnungen, von Anfang an sauber datiert, erzählen dennoch die ganze Geschichte. Sie zeigen, dass ich nichts begriff und doch alles verstand.

Auch in anderer Hinsicht lebte ich aus, wofür ich keine Worte hatte. Ich kam mit meiner Rolle nicht zurecht und fühlte mich unwohl. Doch statt sie aufzugeben, wurde ich quasi perfekt darin. Ich begann, jeden Tag nach der Schule zu arbeiten, wollte aber trotzdem gute, ja bessere Noten bekommen. Ich lernte abends, wenn ich von der Arbeit zurück war, und paukte bis spät in die Nacht. Dann schlief ich ein paar Stunden, ehe ich im Morgengrauen aufstand, weiterlernte oder ganz leise Hausarbeit machte, damit mich niemand hörte, bis ich wieder zur Schule ging und dann zur Arbeit und immer so weiter. Ich hatte keine Zeit mehr für Freunde oder Freizeit. Natürlich war das nicht gut, doch es war auch sicher, denn so brauchte ich mir keine Gedanken über meine einsamen Jahre zu machen. Es war alles so mies wie immer, was zwar nicht gut, aber wenigstens vertraut war.

Ich schlief weniger und begann auch weniger zu essen. Nicht weil ich abnehmen wollte, sondern weil ich mich unter Druck setzen wollte, um Kontrolle über das Chaos zu gewinnen. Dann kam der Kapitän. Beim ersten Mal schrieb ich gerade in mein Tagebuch. Ich saß müde da und notierte etwas, als ich plötzlich bemerkte, dass ein Satz anders vollendet wurde, als ich mir das gedacht hatte. Ich bekam Angst und schrieb: »Wer hat diesen Satz beendet?«, und er antwortete: »Das war ich.« Damit ging es los. Es ist nicht weit vom Tagebuchschreiben zum Denken und vom Denken zu Stimmen, auf jeden Fall war das bei mir so. Meine Sinne waren schon lange verwirrt, so dass es im Grunde kein großer Schritt mehr war, Stimmen zu hören. Vermutlich hatte ich das bereits früher getan, ich war mir nicht sicher, was ich da gehört hatte, da alles noch unklar war. Ein fernes Murmeln, Rauschen, ein Geräusch wie von Stimmen, aber ohne dass ich einzelne Worte hätte unterscheiden können oder gar heraushören, wer da sprach. Jetzt gab es keinen Zweifel mehr. Es war der Kapitän, der redete, und er sprach sehr deutlich. Es war unmöglich, ihn misszuverstehen. Der Kapitän war Kapitän, und Kapitäne sind es gewohnt, Befehle zu geben. Aber er war auch nett, auf jeden Fall zu Beginn. Er beteuerte freundlich, auf mich aufpassen zu wollen, und sagte, ich solle mir über die anderen keine Gedanken machen, er würde sich schon um mich kümmern. Er sagte, niemand sonst würde mich so gut kennen wie er, und er bewies es mir, indem er mir meine Träume und Wünsche erzählte, was natürlich wirklich einfach war, schließlich war er ich. Er sagte, ich könne es sein lassen, mich ständig zu fragen, ob die anderen mich mochten und mit mir zusammen sein wollten, und dass ich mich auch nicht mehr darum zu sorgen brauchte, was ich wollte und wer ich sei. Er würde sich um alles kümmern. Und er versprach mir, mich nie wieder allein zu lassen. Ich sollte ihm einfach vertrauen und tun, was er sagte. Und das tat ich. Es war nicht so schwer, zumindest am Anfang nicht. »Es ist besser, du arbeitest noch ein bisschen an dieser Hausaufgabe«, sagte der Kapitän. Und ich schrieb alles noch einmal. »Sie ist noch immer nicht gut«, sagte der Kapitän. »Vertrau mir, die ist nicht gut, mach's noch mal!« Ich vertraute ihm und schrieb alles noch einmal, suchte weitere Fakten aus der Sekundärliteratur heraus und gab dem Ganzen den letzten Schliff. »Nicht gut«, sagte der Kapitän. »Du musst aber wirklich ganz schön dumm sein, nur gut, dass du mich hast und dass ich dir helfen kann. Mach's noch mal, aber dieses Mal anständig!« Aber das schaffte ich nicht, denn ich war so müde, und es war fast vier

Uhr morgens. Außerdem ging es bloß um eine simple Hausaufgabe, die ich jetzt schon drei Mal gemacht hatte und die es nicht wert war, dass man so viel Zeit dafür opferte. »Nicht nur dumm, sondern auch noch faul«, sagte der Kapitän und schlug mir ins Gesicht, hart, mehrere Male, damit ich lernte, mich anständig aufzuführen, und innerlich nicht ganz vor die Hunde ging. Ich wusste und sah, dass es meine eigene Hand war, die mich schlug, hatte aber zugleich nichts davon gemerkt, diese Bewegung ausgeführt zu haben. Das hört sich seltsam an, aber es waren bereits mehrere Jahre vergangen, in denen ich mir immer unsicherer geworden war, wer eigentlich meine Gedanken und Handlungen steuerte. Ich war mir alles andere als sicher, ob ich überhaupt existierte, und so war der Verlust der Kontrolle über meine Hände bloß der nächste, eigentlich recht kleine Schritt. Ich war reif dafür und bereit, so dass ich nicht eine Sekunde daran zweifelte, dass es der Kapitän war, der mich schlug. Ich bekam Angst, und ich konnte ihn nicht hindern. Er schlug hart und brüllte mir dabei Beleidigungen ins Gesicht, laut und immer lauter. Und wenn er dann plötzlich verstummte, wischte ich mir die Tränen weg und begann aufs Neue mit der Hausaufgabe. Sie wurde wieder nicht gut, aber ich bekam sie nicht besser hin, denn jetzt war es Morgen, und ich musste in die Schule. Der Kapitän begleitete mich. Aber er war freundlich, und ich war dankbar, dass er so nett war, auf mich aufzupassen, damit ich keine Dummheiten anstellte.

Danach schlug er mich oft, jedes Mal, wenn ich etwas falsch gemacht hatte. Und er war häufig der Meinung, dass dies der Fall war. Dass ich zu spät kam, zu dumm war oder faul. Ließ ich mir mit einer Rechnung im Kiosk zu viel Zeit, nahm er mich beiseite, ging in der Pause mit mir auf die Toilette und schlug mir ins Gesicht, mehrmals. Vergaß ich ein Buch für die Schule oder machte irgendwelche Hausaufgaben nicht, schlug er wieder zu. Er brachte mich auch dazu, einen kurzen Stock mitzunehmen, wenn ich zur Schule ging oder mit dem Fahrrad fuhr, mit dem er mir auf die Schenkel schlug, wenn es ihm zu langsam ging. Ich hasste das, denn es tat nicht nur weh, sondern war auch sehr erniedrigend. Die Ohrfeigen bekam ich immer, wenn wir allein waren oder wenn er dafür gesorgt hatte, dass wir allein waren, aber den Stock setzte er in aller Öffentlichkeit ein, wenn wir unterwegs waren. Außerdem hinterließen die Stockschläge im Gegensatz zu den Ohrfeigen Spuren. Und diese Spuren waren nicht so leicht zu erklären. Ich wusste ja nur zu gut, dass ich mich selbst geschlagen hatte, glaubte aber, keine andere Wahl zu haben. Es war der Kapitän, der mit meinen Händen zugeschlagen hatte, und das wusste und spürte ich, ohne es jedoch erklären zu können, denn für diese Wirklichkeit fehlten mir die Worte. Deshalb sagte ich so wenig wie nur möglich.

Der Kapitän war der Meinung, ich sei unglaublich träge. Dass ich zu viel schlief und auch beim Essen zu sehr zulangte. Deshalb begann er neue Forderungen zu stellen. Fünfundzwanzig Stunden Schlaf pro Woche seien genug, sagte er. Später verringerte er die Zahl auf zwanzig Stunden. Gehorchte ich nicht, schlug er mich und schimpfte. Er war auch der Meinung, ich müsse mit einer Mahlzeit am Tage auskommen, das sei mehr als genug. Eigentlich zu viel, wie er später meinte, als er die Ration auf drei Essen pro Woche verringerte. Ich versuchte es mit einem Schema, um die Tage herauszufinden, an denen ich am dringendsten etwas zu essen brauchte. Aber auch in dieser Zeit war er zwischendurch immer wieder nett, und ich glaubte ihm noch immer, wenn er sagte, dass alles zu meinem eigenen Besten sei.

Nun hörte ich ihn fast unablässig, wobei ich daneben mitunter auch noch andere Stimmen vernahm, die zwar nicht so deutlich waren, wohl aber lauter als vorher. Von Anfang an hatte der Kapitän immer von »wir« gesprochen, und ich erkannte, dass es mehrere von ihnen gab, wobei er ihr Chef war. Der Kapitän gab mir einen geheimen Namen, einen Namen, der nur für sie bestimmt war, und sagte, dass mich dieser Name zu einer von ihnen mache. Er sprach von einem Land mit Wäldern aus Eisen, in denen die Bäume blutrote Blätter hatten. Blut und Eisen. Reine Kraft. Genau das, wonach ich mich sehnte. Doch um dorthin zu gelangen, musste ich erst zeigen, dass ich es wert war und nicht so ein jämmerlicher Waschlappen. Das konnte ich verstehen, ich war mir ja selbst nicht sicher, würdig zu sein. Ich war eher vom Gegenteil überzeugt und entsprechend froh darüber, dass mir der Kapitän helfen wollte. Auch wenn es wehtat, wenn er zuschlug.

Eines Tages, als ich schlapp und müde mit einem schweren Ranzen auf dem Rücken durch den Novembermatsch nach Hause kam, bemerkte ich eine Frau am Briefkasten vor unserem Haus. Sie hatte dunkle, hochgesteckte Haare und trug ein einfaches, weiches Kleid, das irgendwie einfarbig weiß und dunkelblau war. Sie war hübsch und lächelte mich an. Es tat gut, dass jemand lächelte, und ich erwiderte ihr Lächeln. Der Tag in der Schule war schrecklich gewesen. Gruppenarbeit und Diskussionen mit anderen Schülern waren die Hölle, wenn man die ganze Zeit über in erster Linie mit dem Kapitän zusammenarbeiten musste. Deshalb lief die Arbeit auch schlecht, der Kapitän wurde wütend, und ich war nur noch müde. Ich brauchte ein Lächeln, und so freute ich mich über das Lächeln gerade dieser Frau. Ich hatte sie nie zuvor gesehen, wusste aber dennoch, wer sie war. Sie war die Einsamkeit, und sie war schön. Wer brauchte eine Gruppe, wenn die Einsamkeit so schön war? Nach diesem Tag sah ich sie öfter. Sie sagte wenig, hatte aber ein bezauberndes, etwas trauriges Lächeln. Und manchmal tanzte sie für mich, in ihrem schönen Kleid, einfarbig weiß und einfarbig dunkelblau. Gleichzeitig.

Bald darauf sah ich auch den Kapitän. Nicht jedes Mal, wenn ich ihn hörte, und auch nicht sonderlich deutlich, aber doch deutlich genug, um zu wissen, wie er aussah. Das war nicht wirklich erschreckend. Ich hörte ihn ja schon so lange, dass es keinen allzu großen Unterschied machte, ihn auch zu sehen. Etwa zur gleichen Zeit tauchten die ersten Wölfe auf dem Flur der Schule auf. Wölfe und Krokodile. Sie machten mir Angst, denn sie sahen sehr böse aus, und sie machten mir Angst, weil niemand sonst sie sah. Ich sehnte mich danach, einen Ausweg aus all diesem Chaos zu finden, war aber noch immer nicht für würdig befunden worden, in das Land mit den roten Wäldern gelassen zu werden. Ich fragte mich immer öfter, ob der Tod eine Lösung sein könnte, schließlich bot er wenigstens die Möglichkeit, dem allen zu entfliehen. Und dieser Situation entfliehen musste ich wirklich.

Mama sah natürlich keine Wölfe, und auch den Kapitän sah sie nicht. Aber sie sah, dass ich immer weniger aß und auch dann nicht essen wollte, wenn sie mich dazu zwang. Sie sah, dass ich blass und müde und dünn wurde, und obwohl sie nicht wusste, wie wenig ich tatsächlich schlief, erkannte sie, dass es nicht genug war. Sie machte einen Termin für mich bei unserem Hausarzt, was mir unangenehm war, dabei wusste ich doch, dass ich Hilfe brauchte. Nur gelang es mir nicht zu sagen, was mir fehlte. Für das, was geschah, gab es keine Worte. Ich sprach ein paar Mal mit dem Arzt. Es gelang mir nicht, ihm richtig zu erklären, was da vorging oder wie meine Welt aussah, aber irgendwie mochte ich diese Gespräche. Er schien nett zu sein. Trotzdem bekam ich eine Heidenangst, als er sagte, er wolle mich an die Kinder- und Jugendpsychiatrie überweisen. Ich erklärte ihm, ich hätte bereits mit dem Schulpsychologen gesprochen und dass das nichts gebracht habe. Doch er versicherte mir, das sei etwas ganz anderes. Viel fortgeschrittener und besser. Das erschreckte mich noch mehr, denn ich fühlte mich alles andere als fortgeschritten. Nur klein, dumm und ängstlich.

Er gab mir eine Überweisung, ich bekam einen Termin, und es war okay. Eigentlich sogar richtig gut. Ich mochte meine Therapeutin, und das war wichtig, denn jetzt stürzte meine

Welt wie ein Kartenhaus zusammen. Es war eine ganze Weile gut gegangen, alles zu verbergen, doch jetzt zerbrachen alle Fassaden, so dass deutlich wurde, dass meine Welt ein einziges Chaos war, in dem nichts mehr zusammenhing. Verzweifelt sehnte ich mich nach Blut, Feuer und Drachen, lebte dabei aber in einem immer dichteren Nebel, so dass ich begann, mich bis aufs Blut zu kratzen, um zu spüren, dass ich noch am Leben war, und um mir selbst zu beweisen, dass in meinen Adern noch lebendiges Blut floss. Ich kommunizierte immer häufiger mit dem Kapitän und den anderen und konnte mich immer weniger auf meine Sinneswahrnehmungen verlassen. Immer öfter saß ich auf der Mädchentoilette und kämpfte mit dem Kapitän und den Wölfen. Ich schlug mir ins Gesicht, biss mir in die Hand und hämmerte mit dem Kopf gegen die Wand, um die Stimmen zum Schweigen zu bringen. Obgleich ich immer die hinterste Toilette nahm, wurde ich ziemlich bald entlarvt. Das kluge Mädchen war vollkommen verrückt geworden, aber meine Sinne waren noch wach genug, um zu erkennen, dass sich die Blicke der Lehrer änderten. Aus Anerkennung wurde Mitleid. Das Zwischenzeugnis war eines der besten der Klasse gewesen, doch am Schuljahresende versagte ich in allen Fächern.

Trotzdem kam ich im Herbst wieder, dabei war im Laufe des Sommers alles nur noch schlimmer geworden. Ich war oft abwesend und bekam in den Schulstunden nicht viel mit, so dass ich dem Unterricht nicht folgen konnte. An einem warmen Augusttag machte ich eine lange Fahrradtour. Ich war auf dem Friedhof und redete mit Papa. Und bevor ich nach Hause fuhr, besuchte ich auch noch andere Friedhöfe. Trotz der Wärme trug ich einen rosa Baumwollpullover und eine hellblaue Jeans. Pastellfarben. Nicht gerade hübsch. Schließlich ging ich zu Mama ins Wohnzimmer und sagte ihr, dass ich jetzt bereit sei, in den Wald zu gehen. »Siehst du nicht, dass ich mein rotes Kleid trage?«, fragte ich. Aber Mama sah es nicht.

Sie sah die Jeans und den rosa Pullover. »Aber nein«, erwiderte ich und setzte mich ans Fenster. »Ich habe doch mein rotes Kleid angezogen, ich bin bereit, gleich kommen sie und holen mich.« Natürlich bekam Mama Angst, sie rief die Therapeutin an, die zu uns nach Hause kam. Ich fand es nett, ihr Hallo zu sagen, hatte aber nicht das Bedürfnis, mit ihr zu reden. »Es ist jetzt vorbei«, sagte ich. »Danke für die Hilfe, aber ich gehe jetzt in den Wald. Sie werden mich gleich holen.«

Und das taten sie. Kurz darauf wurde ich von der Polizei und einem Arzt geholt und in die geschlossene Abteilung der Psychiatrie gebracht. Leider ein bisschen zu spät. Denn ich war bereits im Wald verschwunden. Es war ein dichter Wald, und ich brauchte viele Jahre, um wieder hinauszufinden.

Einsamkeit im blauweißen Kleid

Die Einsamkeit war eine schlanke, dunkle Frau in einem langen Kleid, das einfarbig weiß und einfarbig dunkelblau war. Gleichzeitig. Es ist mir nie gelungen, das zu zeichnen oder auch nur verständlich zu erklären. Am ehesten kann man es vielleicht mit einem Schatten an der Wand vergleichen. Man erkennt die weiße Farbe der Wand, sieht aber zugleich auch den graublauen Schatten. Die Gestalt der Einsamkeit ist mir oft erschienen, sie war für mich ebenso real wie der Kapitän. Und jetzt, viel später – ich habe inzwischen die Worte wiedergefunden –, gefällt mir dieses Bild recht gut. Es beschreibt ziemlich treffend, wie es ist, ein etwas eigenartiger, verträumter, selbstständiger und einsamer Teenager zu sein. Es hat eben mit beidem zu tun, dem unschuldig reinen Weiß und dem dunkelblauen Blues eines blauen Montags. Vollständig und gleichzeitig.

Inzwischen glaube ich auch zu wissen, woher sie kam. Damals habe ich das nicht bemerkt, aber wenn ich mich daran zu erinnern versuche, wie sie aussah, erkenne ich sie wieder. Sie sah aus wie eine meiner Ballettlehrerinnen. Denn als kleines Mädchen hatte ich über viele Jahre klassischen Ballettunterricht. Ich war nie wirklich gut, aber das Tanzen gefiel mir, weshalb ich mir zu allen Weihnachten und zu jedem Geburtstag Tanzstunden wünschte. Manchmal tanzte ich sogar an drei Abenden in der Woche. Meine erste Ballettlehrerin hieß Marie. Sie war klein und elegant wie eine Bachstelze und trug ihre dunklen Haare in einem straffen Knoten. Sie war still, dunkel und schlank, dabei aber sehr nett, und ihr kleiner Körper strahlte eine ungeheure Kraft aus. Sie trug immer einen dunkelblauen Ballettanzug und ein dunkelblaues Hemd, und es war einfach unmöglich, sie sich an einem anderen Ort als im Proberaum oder auf der Bühne vorzustellen. Sie war Tänzerin, und als Kind kam mir das geradezu märchenhaft vor. Ich wollte wie sie werden. Als ich mehrere Kurse belegte, konnte ich nicht immer in Maries Klasse gehen, so dass ich an einigen Abenden eine andere Lehrerin hatte. Sie hieß Matilde, eine überschäumende, lebhafte Energiebombe. Viel größer als Marie und mit einer ganz anderen, aber ebenso einzigartigen Eleganz. Matilde lachte viel im Unterricht, und sie trug ständig neue Ballettanzüge mit kräftigen Farben und Mustern. Wir tanzten auch zu etwas anderer Musik, wurden aber hart herangenommen und lernten ebenso viel, nur eben auf eine andere Art und Weise. Matilde wurde schwanger, tanzte aber trotzdem bis zum Schluss ihrer Schwangerschaft. Das Einzige, was sie uns nicht mehr zeigte, waren die Sprünge. Kurz nach der Geburt war sie wieder da, in alter Frische und Energie, jetzt mit einem Baby in der Wippe neben dem Kassettenrecorder. Marie war die ätherische Eleganz, Matilde das kraftvolle Leben. Marie tanzte nach russischer Balletttradition und Matilde nach englischer. Ich tanzte drei Mal die Woche über längere Zeit und wurde langsam besser. Die Leitung der Ballettschule war der Meinung, ich könne im nächsten Semester mit dem Spitzentanz anfangen, und man riet mir, mich für eine Richtung zu entscheiden, englisch oder russisch, um mich zu spezialisieren. Ich hatte mich schon lange auf Spitzentanzschuhe gefreut und war begeistert, wusste aber nicht, wie ich es schaffen sollte, mich zu entscheiden. Ich sagte, dass ich darüber nachdenken müsse und später Bescheid geben würde. In den letzten Stunden des Semesters war ich krank, und in den Weihnachtsferien sagte ich Mama, das Ballett lenke mich zu sehr von der Schule ab und dass ich ja ohnehin nicht vorhabe, eine professionelle Tänzerin zu werden. Außerdem sei ich zu groß, um so oft tanzen zu gehen. Damit hörte ich auf. Ohne es zu ahnen, hatte der Leiter der Tanzschule den zentralen Knoten in meiner Seele berührt: nett, klug, still und ätherisch oder lebhaft, überschäumend und bunt. Bei dieser Wahl ging es nicht um die Tanzlehrerin, sondern um die Frage, wer ich sein wollte, mit wem ich mich identifizieren wollte. Und obgleich ich mich eigentlich gerne für Matilde entschieden hätte, wäre mir das Marie und mir selbst gegenüber wie Verrat vorgekommen. Außerdem wusste ich nicht, ob es mir wirklich möglich sein würde, so lebhaft zu werden. Vielleicht war es so, dass ich eigentlich in Maries Welt gehörte. Und auch wenn mir keiner dieser Gedanken damals bewusst war und ich es sicher auch nicht so klar hätte ausdrücken können, verschnürte sich in mir alles so, dass es mir unmöglich war, eine Wahl zu treffen.

Ich wich dieser Entscheidung aus, indem ich keine Entscheidung fällte. Und Jahre später, als ich wieder vor dem gleichen Konflikt stand, in einer zu engen Rolle steckte und eine Wahl treffen musste zwischen glühender Lebenslust und kühler Strebsamkeit, kam Marie wieder zu mir zurück. Depressiv dunkelblau und weiß wie ein Engel. Gleichzeitig. Ich sah sie, erkannte aber nicht, wer sie war. Das tat aber auch sonst niemand.

Ich *sah* überhaupt ziemlich viel, hatte viele optische Halluzinationen, was eigentlich ungewöhnlich für Schizophrenie ist. Ich weiß nicht, warum das so war. Aber es ist mir immer leichtgefallen, mir Dinge vorzustellen. Ich habe ein gutes visuelles Gedächtnis und stelle mir oft das eine oder andere vor, um Lösungen für Alltagsprobleme zu finden. Da erscheint es durchaus realistisch, auch dann auf optische Wahrnehmungen zurückzugreifen, wenn es darum geht, Gefühle und Erkenntnisse auszudrücken, für die man keine Worte hat. Denn Halluzinationen stehen in einem engen Bezug zu der Person, die sie erlebt. Egal was man glaubt – oder zu glauben wagt –, wenn man krank ist, die Halluzinationen und anderen Symptome kommen aus einem selbst. Sie sind ein Produkt der eigenen Interessen, des eigenen Lebens. Eine Zeit lang war ich auf einer Jugendstation mit vielen Jungen. Da gab es häufig Außerirdische, Marsmenschen, Überwachungstechnik, Spionage und Verschwörungen à la James Bond. Das passte zu ihnen. Ich selbst sah immer viele Tiere. Wölfe, Schlangen, Ratten, große wilddrudenartige Raubvögel … Aber das ist nicht erstaunlich. Ich hätte niemals Außerirdische erschaffen können. Sie interessieren mich nicht, und ich weiß wenig darüber. Aber Tiere interessieren mich, und obschon meine Bilder biologisch kaum korrekt waren (zum Beispiel Ratten von einem halben Meter Länge oder lilafarbene und orange Krokodile), sind Tiere und Fauna etwas, über das ich genug weiß, um entsprechend kreativ damit umzugehen. Und das ist wichtig, um Halluzinationen zu erschaffen, auch wenn man sich nicht darüber bewusst ist, dass man selbst Schöpfer dieser Bilder ist. Und das war ich nicht.

Ich wurde häufig von Wölfen bedrängt. Großen, ekligen Wölfen mit gelben Augen, verfilztem Pelz, stinkendem Atem und gefletschten Zähnen. Ich sah sie oft, sie waren bereits in der Schule aufgetaucht, im Klassenzimmer, und sie verfolgten mich auch auf meinem Weg durch die verschiedensten Stationen der Kliniken, die geschlossenen ebenso wie die offenen, waren im Bus und im Einkaufszentrum. Sie waren überall. Ich lebte in einer Wolfszeit. Ich konnte sie sehen, ihr Fauchen und Geifern hören, und manchmal konnte ich sie sogar riechen. Das verwirrte mich, denn eigentlich wusste ich ja, dass nicht überall Wölfe sein konnten. Die Schule, auf die ich ging, lag mitten in Lørenskog, zwischen Autobahn und Einkaufszentrum – dort konnte es keine Wölfe geben! Und auf der geschlossenen Station konnte es auch keine geben – schließlich wusste ich ganz genau, wie dicht diese Türen waren und wie unmöglich es war, raus- oder reinzugelangen. Und trotzdem sah ich sie. Und was sollte ich da glauben? »Ich traue meinen Augen nicht«, sagen wir manchmal – aber das tun wir trotzdem, auch wenn uns das, was wir sehen, sehr überrascht. Wir sind es gewohnt, unseren Augen zu vertrauen und unseren Ohren, dass das, was sie uns mitteilen, tatsächlich stimmt. Was soll man also tun, wenn man etwas sieht, von dem man tief in seinem Inneren eigentlich *weiß*, dass es nicht stimmen kann?

Ich wusste wenig über Psychologie und noch weniger über Neuropsychologie, Perzeptionspsychologie und die neuropsychologischen Funktionen, die mit der Wahrnehmung und Deutung von Sinneseindrücken zu tun haben. Ich wusste nicht, dass man, wenn man sich etwas einbildet, sich Bilder und Situationen vorstellt, die gleichen Sinnesnerven benutzt, wie dann, wenn man etwas in der real existierenden Welt erlebt. Ich war siebzehn Jahre alt und wusste, dass Menschen, die etwas sahen, das es nicht gab, »verrückt« waren. Und was ich über Geisteskrankheiten wusste, hatte ich größtenteils aus amerikanischen Filmen und Büchern wie *Einer flog über das Kuckucksnest* oder *Ich hab dir nie einen Rosengarten versprochen* erfahren. Das hatte mich überzeugt, nicht verrückt werden zu wollen. Und ich fühlte mich ja auch nicht wirklich verrückt. Ich war verwirrt, ängstlich und unglücklich, aber ich war doch noch immer ich und hielt mich selbst für ganz normal. Deshalb war es nur konsequent, den Gedanken, Dinge zu sehen, die es nicht gab, fallen zu lassen und an die tatsächliche Existenz der Wölfe zu glauben. Zu glauben, dass sie wirklich da waren. Natürlich kam mir das tief in meinem Inneren seltsam vor, aber trotzdem gelang es niemandem, mich vom Gegenteil zu überzeugen, so sehr die anderen auch argumentierten. Es war nicht so, dass ich ihre Argumente nicht gutheißen konnte, denn das konnte ich, doch für ein solches Eingeständnis hätte ich einen allzu hohen Preis zahlen müssen.

Es gab auch noch einen anderen Grund dafür, nicht annehmen zu können, dass die Wölfe – und all das andere, das ich sah und hörte – Halluzinationen waren, und das war die Tatsache, dass ich deutlich spürte, wie wichtig sie für mich waren. Nachdem sich alle über meine Krankheit im Klaren waren und ich schon eine Weile zum Psychologen gegangen und schließlich eingewiesen worden war, wurde mir immer wieder gesagt, dass ich krank sei und deshalb diese Dinge sehe. Die Wölfe wurden ein Symptom, etwas Unerwünschtes, Unangenehmes wie Husten oder Ausschlag, etwas, das man bekämpfen musste. Sie wurden zu einem Schaden, einer Schwäche, zu dem Resultat einer Fehlkoppelung in meinem Gehirn, die auf einem genetischen Defekt oder einem traumatischen Erlebnis in meiner Kindheit oder beidem beruhte. Diese Erklärung stimmte aber nicht mit dem überein, was ich wusste. Denn ohne es erklären oder begründen zu können, wusste ich, dass meine Wölfe kein Defekt waren. Sie gehörten nicht zu dem anderen, was ich sah oder hörte. Sie waren wichtige, richtige Wahrheiten, ausgedrückt vielleicht auf eine etwas plumpe, unbeholfene Weise, wie man es auch in Träumen tut. Und wie Träume mussten auch sie eine Bedeutung haben. Um sie aber deuten zu können, musste man erst verstehen, dass sie wahr und wirklich waren, ungeachtet der Tatsache, dass es sich um eine metaphorische Wahrheit und nicht um eine buchstäbliche handelte.

Als ich schon ziemlich lange krank war, wohnte ich für einige Zeit auf einer offenen psychiatrischen Station in einem Krankenhaus. Es begann mir damals bereits besser zu gehen, obgleich ich das selbst noch nicht wusste. Da ich die Schule aufgegeben hatte, nachdem ich krank geworden war, hatte ich damals begonnen, die Fächer an der Abendschule aufzuarbeiten, was recht gut funktionierte. Bis ich mit Englisch anfing. Diese Sprache liegt mir nicht, sie hat das noch nie getan. Ich verstehe ein bisschen, habe aber eine schlechte Aussprache und eine noch schlechtere Rechtschreibung. Ich versuchte es eine Zeit lang, gab dann aber auf, was für alle okay war. Schließlich war ich chronisch schizophren, halluzinierte, war verwirrt und fügte mir selbst Schaden zu, da war es doch wohl keine große Überraschung, dass ich das Abitur nicht schaffte. Aber einige der anderen Patienten der Station motivierten mich. Der Zufall wollte es, dass der Bruder des Englischlehrers auf der gleichen Station war, und zusammen mit einem netten Mädchen, das auch bei uns war, gelang es ihm, mich zu überreden, es doch noch einmal zu versuchen. Aber das sagte ich niemandem. Ich wollte keine Erwartungen wecken, niemand sollte etwas erfahren, wenn ich nicht selbst davon erzählen wollte. Ich lernte also in meinem Zimmer, ohne zu den Vorlesungen zu gehen, und eines Abends gab ich vor, eine kleine Fahrradtour machen zu wollen. Ich radelte in der Pause des Kurses zur Schule, bekam die Themenliste und den Einzahlungsschein für die Prüfungsgebühr, und niemand außer dem Lehrer wusste etwas.

Auf dem Rückweg zum Krankenhaus wurde ich von gewaltigen Ratten angegriffen. Sie waren mindestens einen halben Meter lang und sahen mit ihren gelben Augen und scharfen Zähnen wirklich schrecklich aus. Sie rannten neben meinem Fahrrad her, sprangen, die Zähne fletschend, an meinen Beinen hoch und umkreisten mich. Sie waren einfach überall. Ich radelte um mein Leben, kam aber nicht vom Fleck. In meiner Panik vergaß ich zu bremsen und zu lenken, stürzte in einen Graben, rappelte mich wieder auf und kehrte total verwirrt auf die Station zurück, wo ich nur noch panisch keuchen konnte: »Ratten, Ratten, sie kommen, sie wollen mich holen!« Man kann natürlich Diagnoselisten und Psychologiebücher heranziehen, um das ohne große Mühe als Halluzinationen und Zwangsvorstellungen zu deuten, als einen Mangel an Kontakt mit der Wirklichkeit. Aber beschäftigt man sich etwas ausführlicher mit dem Vorfall, sieht die Wirklichkeit anders aus, denn schließlich hatte ich mich soeben mit viel Angst und inneren Widerständen in der Ellbogengesellschaft zurückgemeldet und mich zum Wettlauf mit den Ratten eingeschrieben. Ich war ja auch schon zuvor ein Teil davon gewesen, hatte partizipiert an dem hoffnungslosen Kampf um Erfolg, gelernt und mich angestrengt, um gute Noten zu ergattern, ohne dabei klüger zu werden. Ich hatte das alles damals gehasst, und ich hasste es noch immer, ohne mir dessen wirklich bewusst zu sein oder es ausdrücken zu können. Aber man weiß auch etwas über das, wofür man keine Worte hat. Und so gesehen ist es ganz natürlich, dass man einen Wettlauf mit Ratten machen muss, wenn man sich bereit erklärt hat, seine Kräfte mit diesen widerwärtigen Viechern zu messen – und genau das hatte ich an diesem Abend getan. Kein fehlender Kontakt mit der Wirklichkeit also, auch wenn einem die richtigen Worte fehlen. Ganz im Gegenteil. Als ich darüber nachdachte und auch entsprechende Hilfe bekam, wurde mir der Zusammenhang ziemlich schnell klar. Das bedingt aber, dass man seine Erlebnisse ernst nimmt, sie als real und wichtig einstuft und bearbeitet und nicht als ein unerwünschtes Symptom abtut, das man mit Medikamenten bekämpft.

Ich hörte auch Stimmen. Manchmal herrschte ein einziges brabbelndes Chaos in meinem Kopf, wie ein Walkman, der zu laut war und den ich nicht absetzen konnte, was auch immer ich versuchte. Manchmal schlug ich mit dem Kopf gegen die Wand, in der Hoffnung, das hohle Dröhnen könne dem Chaos Einhalt gebieten. Bisweilen half das auch, aber nicht immer. Andere Male versuchte ich, mir die Haare auszureißen oder Löcher in den Kopf zu kratzen. Das half nie und war wohl auch eher eine Art panischer Versuch, Löcher in den Kopf zu bekommen, um den Druck ablassen zu können, bevor alles explodierte. So fühlte es sich an. Manchmal war es auch nur ein leises, beängstigendes Murmeln oder eine klare Stimme mit deutlichen Hinweisen, wie zum Beispiel: »Du wirst sterben.« Oder: »Schneide dir die Arme auf und ziehe mit dem Blut einen Ring um dich, sonst wird deine ganze Familie draufgehen.« Eine schwierige Nachricht. Was soll man tun, wenn man einen solchen Befehl erhält? Ich war es zu der Zeit gewohnt, mich zu schneiden und aufzukratzen, das war kein Kunststück. Es tat zwar weh, man überlebte es aber. Ich wusste, dass ich es schaffen konnte, nicht aber, ob die Stimme die Wahrheit sagte. Aber ich war so oder so nicht bereit, das Risiko einzugehen. Also tat ich, was man von mir verlangte. Und es wirkte. Meine Familie lebte auch am nächsten Tag noch.

Dann wurde es noch schlimmer. Es hatte geholfen, obgleich ich natürlich keinen Beweis dafür hatte, dass jemand gestorben wäre, hätte ich es nicht getan. Diesen Beweis würde ich nur erhalten, wenn ich einmal nicht gehorchte, doch wenn das Schneiden einen Effekt hatte, wäre das ein reichlich risikoreiches Experiment, durch das meine ganze Familie zu Tode kommen könnte. Dieses Risiko war ich nie bereit einzugehen, und so gehorchte ich weiter. Und mit jedem Mal, wo es funktionierte, wurde es nur noch schwerer, sich zu widersetzen. Im Grunde wollte ich wohl auch nicht herausfinden, ob ich mich all die Male umsonst geschnitten hatte. Das wäre zu dumm und täte wohl auch zu weh. Darum machte ich weiter.

Später habe ich mich gefragt, warum die Stimmen so etwas von mir verlangten. Warum musste ich mich verletzen, um meine Familie zu retten? Auf diese Frage gibt es sicher viele Antworten, von denen einige ohne Zweifel mit meinem geringen Selbstvertrauen zu tun hatten sowie der Tatsache, dass ich mich selbst für dumm und unwürdig hielt. Wichtiger aber war vielleicht, dass mir selbst die Entscheidung überlassen wurde, etwas zu tun – etwas Wichtiges – für diejenigen, die ich liebte. Ich war während dieser Zeit auf einer geschlossenen Station. Aus einer Person, die immer aktiv gewesen war,

war eine passive Patientin geworden, eine reine Empfängerin. Zuvor war ich zur Schule gegangen, hatte einen Job, war in meiner Freizeit aktiv und half zu Hause, doch jetzt hockte ich auf einer Station und war zu einer Patientin geworden, für deren Verwahrung der Staat bezahlte. Meine Familie tat ihren Teil, so weit das möglich war. Sie schrieben Briefe, besuchten mich und riefen an, aber ich konnte keine Gegenleistung erbringen. Natürlich freute es sie ganz und gar nicht, wenn ich mich verletzte, sie wünschten sich vielmehr, ich würde es lassen, aber die Vorstellung, etwas Aktives für diejenigen tun zu können, die ich gern hatte, gab meinem Leben – so kaputt es auch war – einen Sinn. Und mir eine Art Kontrolle über einen unkontrollierbaren Alltag und ein Leben, das plötzlich auf den Kopf gestellt worden war. Ich hatte doch noch etwas zu geben und einen gewissen Einfluss auf meine eigene Wirklichkeit. Natürlich war mir das damals nicht klar. Hätte ich eingesehen oder mir selbst eingestanden, dass es Wahnvorstellungen waren, hätte sich ja der ganze Effekt mit mir als Lebensretterin in Luft aufgelöst. Diese Einsicht kam viel später, zum richtigen Zeitpunkt, denn da gab sie mir Kraft. Sie half mir, gewisse Teile meiner Geschichte neu zu deuten. Es fiel mir dadurch leichter, zu meinem Leben zu stehen, und es verminderte meine Angst und meine Selbstverachtung. Schließlich war es trotz allem viel, viel besser, davon auszugehen, dass diese Selbstverstümmelung der verwirrte, kranke Versuch war, Kontrolle über eine unkontrollierbare Situation zu erlangen und diejenigen, die man mochte, zu schützen, als einfach nur zu sagen: »Ich habe das getan, weil ich schizophren bin.« Denn das baut das Selbstwertgefühl nicht gerade auf.

Der Kapitän stellte weiter seine Forderungen und befahl mir, wie viel ich arbeiten und wie wenig ich schlafen und essen sollte. Die Regeln wurden immer strenger, und es kamen, entsprechend der jeweiligen Situation, auch noch weitere Forderungen hinzu. Anfangs drehte es sich vorwiegend ums Schlafen, Essen und Hausaufgabenmachen. Er wies mich auf alle Fehler hin, die ich gemacht hatte, und verlangte immer weniger Schlaf und Essen. Er war die ganze Zeit über da. Er brüllte in meinem Kopf, und es war unmöglich, ihm zu entkommen oder auch nur genug Abstand zu gewinnen, um darüber nachzudenken, wie ungerecht seine Forderungen waren. Also tat ich, was er verlangte. Ich war zu müde und zu verwirrt, um noch klar denken zu können. Später habe ich erkannt, dass sich diese Symptome selbst verstärkten. Bei so viel Arbeit und so wenig Ruhe und Schlaf, wie ich bekam, steigerte ich nur das Risiko, Halluzinationen zu entwickeln, während sich die Fähigkeit, sich diesen gegenüber klarer und konstruktiver zu verhalten, deutlich verminderte. Aber das wusste ich damals natürlich nicht.

Ich war ein müder, verwirrter Teenager, der sich verzweifelt wünschte, dass der Kapitän zu brüllen aufhörte, und sich doch unablässig weiter antreiben ließ: Schule, Hausaufgaben, Hausarbeit, Job, Lernen – ein nicht enden wollender Forderungskatalog von vier Uhr morgens bis nach Mitternacht, weiter und weiter. Manchmal war ich so müde, dass ich zusammenzubrechen glaubte. In einer Sportstunde war ich so erschöpft, dass ich spürte, wie die Beine unter mir nachgaben. Aber ich konnte keine Pause machen, das war vollkommen ausgeschlossen, was würde dann der Kapitän sagen? Andererseits konnte ich auch nicht weiterlaufen, so dass ich noch einmal mit letzter Kraft in dem verzweifelten Versuch beschleunigte, mich derart zu überfordern, dass ich ohnmächtig würde und endlich und mit vollem Recht eine Ruhepause bekäme – bewusstlos. Aber mein Körper war jung und stark und imstande, auf sich selbst aufzupassen, so dass er bis zum bitteren Ende der Stunde weiterlief. Das Rattenrennen ging in die nächste Runde. Wieder und wieder. Als die Krankheit weiter fortschritt und Zusammenbrüche, Einlieferungen und

Medikamente an der Tagesordnung waren, wandelte sich auch der Kapitän. Seine Ansprüche änderten sich und passten sich der Situation an. Er blieb aber streng, und Essen, Schlaf, Perfektionismus, Strafe und Schimpfen waren noch immer wichtige Themen. In Perioden, in denen ich viele Medikamente bekam, war ich abgestumpfter und weniger empfänglich für seine Forderungen. Sie bedeuteten mir dann nicht mehr so viel, und obgleich der Kapitän mich quälte, war meine Angst nicht mehr so groß. Doch dann kamen neue Perioden, in denen sein Brüllen wieder so laut wurde, so unüberhörbar, dass ich erneut begann zu tun, was er forderte. Über Jahre hinweg.

Heute frage ich mich, wie all das nur möglich sein konnte. Warum war ich bereit gewesen, bei all dem mitzuspielen? Warum habe ich mich nicht gegen diese maßlosen Forderungen gewehrt? Wie konnte ich es zulassen, dass jemand derart mit mir umging? Die Antwort ist ebenso einfach wie brutal. Ich konnte es nicht stoppen, weil ich selbst der Kapitän war. Es war ein privater Bürgerkrieg mit mir als Gegner auf beiden Seiten. Die Kräfte, die ich gebraucht hätte, um mich dem Kapitän zu widersetzen, waren die Kräfte, die ich brauchte, um der Kapitän zu sein. Seine Forderungen waren – in all ihrer Ungerechtigkeit – meine eigenen wahnwitzigen Ansprüche an mich, verkleidet und verdreht zwar, aber in einer Weise, die es eigentlich einfacher macht, ihre eigentliche Bedeutung zu erkennen. Wenn man es denn wagt, einen Blick dahinter zu werfen.

Als ich klein war, arbeitete meine Mutter als Tagesmutter. Eines der Kinder, auf die sie aufpasste, war ein netter, intelligenter Dreijähriger mit Namen Erik. Eriks bester Freund war Valpen, ein kleiner Stoffhund. Sie waren tagsüber und auch nachts einfach unzertrennlich. Eines Tages erzählten seine Eltern, sie hätten am Abend zuvor lautes Geschimpfe und Geschrei aus Eriks Zimmer vernommen, nachdem sie ihn ins

Bett gebracht hatten. Dann wäre es eine Weile still gewesen, ehe Erik – ohne Valpen – zu den Eltern nach unten gekommen sei. Sie hatten sich gewundert und gefragt, was los ist, und Erik antwortete, er habe Valpen vorgeschlagen, nach unten ins Wohnzimmer zu gehen, obwohl sie ja eigentlich im Bett bleiben sollten. Valpen seinerseits habe geantwortet, dass sie das nicht könnten, weil man es ihnen verboten habe. Das hat Valpen ganz richtig gemacht, meinten Eriks Eltern und fragten dann, was danach geschehen sei? Nun, sagte Erik, ich habe Valpen hingelegt und ein Lied für ihn gesungen. Jetzt schläft er, so dass ich nach unten gehen konnte.

Und damit hatte Erik in der einfachen, faszinierenden Art eines Dreijährigen das Dilemma erklärt, das sich stellt, wenn ein Mensch viele verschiedene Ansprüche und Gedanken in sich vereint, die sich gegenseitig widersprechen und die man deshalb trennen muss.

Schizophrenie bedeutet »gespaltener Sinn«, und viele Wissenschaftler haben über die Jahrhunderte herauszufinden versucht, worauf diese Spaltung und Zerrissenheit beruht. Viele der Theorien sind im Laufe der Zeit wieder verworfen worden, andere wurden modifiziert und in neue Theorien aufgenommen.Die Meinungen zum Thema Schizophrenie sind entsprechend in die verschiedensten Lager gespalten. Ich persönlich ziehe Eriks stark vereinfachte Version vor. Wenn ein Mensch ein Übermaß an Gefühlen, Sinneseindrücken und Wissen in sich trägt, zu viel für eine Person und eine Persönlichkeit, bietet es sich an, Teile davon auf etwas anderes, etwas außerhalb der Person selbst zu übertragen. Erik trat die Regeln, die er so gut kannte, die ihm und seinen Wünschen aber widersprachen, an Valpen ab und brachte ihn so zum Schlafen. Ich habe meine Selbstverachtung, meine Strenge und meine unangemessen hohen Ansprüche an mich selbst auf den Kapitän übertragen, der die Befehle lauthals herausgeschrien und damit mehr als deutlich gemacht hat, wie streng und unangemessen diese Ansprüche waren. Das Problem ist nur, dass die Botschaft in der Verpackung stecken blieb. Ich sah bloß die Befehle, die ich nach besten, höchst verwirrten Kräften zu erfüllen versuchte. Und der medizinische Apparat sah die Krankheit.

Es ist für Arzt und Patienten gleichermaßen einfach, darauf zu vertrauen, dass die Diagnose gleichzeitig die Erklärung ist, doch das ist sie nicht. Der Kapitän fügte sich wunderbar in die ICD-10- – »International Classification of Disorders« der Weltgesundheitsorganisation – Diagnosekriterien für die »paranoide Schizophrenie«. Dort ist unter anderem von »akustischen Halluzinationen, beispielsweise imperativen [befehlenden] oder kommentierenden Stimmen (...)« die Rede. Gemeinsam mit einer Reihe anderer Beobachtungen und Untersuchungen kann sich hieraus die Grundlage für eine solche Diagnose ergeben.

Aber wir wissen noch immer nicht, wer der Kapitän ist, wo er herkommt und wie wir ihn loswerden können. Viele sind der Meinung, die Antworten würden sich ergeben, hat man erst die Untersuchung beendet und die Diagnose erstellt. Sie sind schizophren, sagen sie und glauben, damit eine Antwort gefunden zu haben. Aber der Kapitän brüllt noch immer, und die wichtigen Fragen sind noch immer unbeantwortet. Die wichtigsten Fragestellungen des Lebens lauten doch: Wer bin ich, was will ich, was und wer ist wichtig für mich? Welche grundsätzlichen Lebensregeln habe ich, und welche davon will ich behalten? Was mag ich, und was mag ich nicht? Was erhoffe ich mir vom Leben? Und auf solche Fragen vermag eine ICD-10-Diagnose keine Antwort zu geben. Deshalb scherte sich der Kapitän auch so wenig um die Diagnose. Er brüllte weiter, bis ich schließlich Hilfe bekam, um zu erkennen, was er repräsentierte. Um an meinen Ansprüchen und Ängsten zu arbeiten, meinen Lebensfragen nachzugehen und einen Weg zu finden, sie zu beantworten. Als ich lernte zu erkennen, woher meine Ansprüche rührten und wovor ich Angst hatte, und man mir half zu überdenken, welche die richtigen, wichtigen und vernünftigen Ansprüche an mich selbst und an andere waren, beruhigte sich der Kapitän. Er war nur ein Anzeiger, eine Warnlampe, und als der grundlegende Fehler in meinem Lebensmotor repariert war, erlosch diese Lampe beinahe von selbst.

Es gab natürlich eine Fülle anderer Symptome als nur Halluzinationen, auch und besonders, wenn ich den Blick auf die positiven Symptome richte. Als ich krank war, unternahm ich einige seltsame Dinge, die auch mir selbst damals als merkwürdig erschienen, die ich aber trotzdem tun musste und die ich jetzt, im Nachhinein, ganz verständlich finde. Eine Zeit lang aß ich zum Beispiel höchst seltsame Dinge wie Tapete oder Socken. Was eigentlich ja ziemlich sinnlos ist – oder auch wieder nicht. Stellen Sie sich einmal einen Teenager vor, den Sie kennen. Entfernen Sie aus diesem Bild jetzt Telefon, Fernsehen, CD-Spieler – und alle anderen Musikquellen-, Freunde, Freundin, Shops, Schule, Freizeitinteressen und Zukunftsträume. Was bleibt ihm dann noch?

Ich weiß auf jeden Fall, was ich noch hatte, nachdem ich als Teenager in eine strenge, schlecht funktionierende geschlossene Abteilung eingewiesen worden war und man mir alles genommen hatte, was mir wichtig war. Ich durfte keine Freunde anrufen. Erlaubt war ein Anruf bei meiner Mutter und einer bei meiner Schwester pro Woche sowie ein Besuch. Ich durfte nichts behalten, womit man sich verletzen konnte, und das umfasste so ziemlich alles, einschließlich der Glühbirne an der Zimmerdecke. Man hatte mir mitgeteilt, dass meine Erkrankung chronisch sei, und mir gleichzeitig meine Zukunftsträume und Hoffnungen genommen. Und da saß ich nun – eingesperrt und mit nur einer Sache, von der ich reichlich hatte – Leere. Diese Leere war gigantisch, nicht zu beschreiben. Sie steckte wie ein Schmerz in meinem Körper. Aus Langeweile und Verzweiflung versuchte ich, die Leere zu minimieren, die ich in mir spürte – auf ganz konkrete Weise: Ich füllte sie. Der Kapitän war mit seiner Wut noch immer da, so dass ich nicht die Chance hatte, einfach mittags oder morgens mehr zu essen, weshalb ich mich auf andere Dinge konzentrieren musste. Ich stopfte Klopapier in mich hinein, Servietten, meine Schaumgummimatratze, meine Socken und ging zu guter Letzt sogar auf die Tapete los. Ich glaube nicht, dass Glasfasern gesund sind, und ich weiß, dass sie nicht schmecken, aber sie füllten eine Leere, die im Begriff war, mich von innen her aufzufressen. Um es noch einmal zu betonen – damals verstand ich nicht, was ich tat, ich gab den Pflegern und Schwestern nie eine vernünftige, wohl überlegte Begründung für meine Handlungen: »Es tut mir leid, dass ich hier eure Tapete knabbere, aber ich fühle mich so leer und habe so viel verloren, vielleicht ist es ja möglich, dass wir gemeinsam versuchen, meinem Leben wieder mehr Sinn zu geben?« Ich war sehr weit davon entfernt, solche Zusammenhänge selbst zu erkennen oder gar Worte dafür zu finden. Ich aß Tapete. Punkt. Und überließ die Deutung dem Personal und den Psychologen. Die verstanden aber auch nicht so viel. Schließlich wussten sie ja, dass ich schizophren war.

Ein weiteres Symptom der Schizophrenie ist die Selbstverletzung. Selbstverletzung kann Symptom sehr unterschiedlicher Krankheiten sein, man findet ein solches Verhalten bei Menschen mit den verschiedensten Diagnosen, ebenso bei zahlreichen verwirrten und verzweifelten Jugendlichen ohne eigentliche Diagnose. Auch für mich beinhaltete die Selbstverletzung sehr unterschiedliche Dinge. Mit am wichtigsten war, dass ich auf diese Weise einen Schmerz ausdrücken konnte, der die Kraft meiner Worte überstieg. Es war eine Möglichkeit, der Welt zu zeigen, dass es mir schlecht ging. Andererseits konnte ich so aber auch den Schmerz konkretisieren, greifbar machen, im wahrsten Sinne des Wortes. Indem ich mich selbst verletzte, konnte ich den unkontrollierbaren inneren Schmerz durch einen äußeren, steuerbaren ersetzen oder übertönen. Ähnliches tun wir beim Zahnarzt, wenn wir uns die Fingernägel in die Handflächen pressen. Die Selbstverletzung konnte überdies die Forderungen des Kapitäns unterstreichen (»Du warst so faul, dass du es verdienst…«) oder, wie bereits erwähnt, auf einem Befehl von Stimmen beruhen, die das von mir verlangten, um zu verhindern, dass all jenen, die mir wichtig waren, Unglück widerfuhr.

In einer Vorlesung, die ich vor kurzem besuchte, wurde auf eine Untersuchung verwiesen, die zeigte, dass »der Großteil derjenigen, die sich selber verletzen, eine besondere Methode bevorzugen, die sie in erster Linie anwenden und von der sie nur selten abweichen«. Ohne diese Untersuchung selbst gelesen oder die Referenzen überprüft zu haben, bin ich gleicher Meinung. Es stimmt mit den Erfahrungen überein, die ich selbst gemacht habe. Auch mit Blick auf andere, deren Krankheitsverlauf ich verfolgt habe. Aber der Dozent stoppte an diesem Punkt und ging nicht weiter auf das Thema ein, sondern beschränkte sich auf die Feststellung, dass ein Patient, sobald er eine passende Methode gefunden hat, auf das Ausprobieren weiterer Methoden verzichtet. Das hörte sich ungeheuer kalt an. Ich fühlte mich klein und dumm, und das, obgleich es Jahre her ist, dass ich mich zuletzt geschnitten habe. Denn ich verletzte mich nicht irgendwie, ich schnitt mich. Gut möglich, dass das ein selbstbetrügerischer Versuch ist, fehlende Phantasie zu kaschieren oder den nicht vorhandenen Mut, »neue Methoden auszuprobieren«. Doch einer Sache bin ich mir ziemlich sicher: Wenn ich mich schnitt, dann tat ich das, weil ich mich schneiden wollte. Ein paar Mal habe ich versucht, mir Brandwunden zuzufügen, und hin und wieder habe ich mich auch geschlagen, aber abgesehen von dem Kopf-an-die-Wand-Hauen und Kratzen, wenn die Stimmen zu laut wurden, wirkte das alles nicht. Es brachte mir nichts, mich selbst zu verletzen.

Es brachte mir etwas, mich zu schneiden, weil ich Blut sehen wollte. Besonders in der ersten Phase meiner Krankheit fühlte ich mich häufig leer und fern, grau und tot. Ich befürchtete, statt Blut Haferschleim in meinen Adern zu haben; befürchtete, dass das Leben, das Feuer und die Wärme aus meinem Körper verschwunden waren. Deshalb kratzte und schnitt ich mich, ich wollte sicher sein, dass auch in meinen Adern Blut floss, dass ich am Leben war und kein lebender toter Haferschleimroboter. Denn Blut ist Leben. Vampire trinken Blut, um ihr Halbleben fortsetzen zu können, und beim Abendmahl trinken wir symbolisch Jesu Blut, um an seinem Leben, seinem Leiden und Tod und auch an seiner Auferstehung teilzuhaben. Und in all meinem Schmerz, meiner Traurigkeit und Leere brauchte ich handfeste Beweise dafür, dass ich lebte, wirklich lebte – mit Blut und Feuer und Geist und Tautropfen – und nicht bloß existierte. Auch wenn es mir absolut nicht half, mich zu schneiden, sondern nur zu neuen Problemen führte, lag in dieser Selbstverletzung ein Sinn und ein klar definierter Wunsch, der in den kalten Worten des Dozenten und in seinen Statistiken und Tabellen über Häufigkeiten und Diagnosen nicht vorkam. Ich saß da und fragte mich, wo da das Leben blieb, der Lebensschmerz, die Träume und Sehnsüchte, die Verzweiflung, die Todesangst, die Angst vor dem Leben und der brennende blutrote Trotz. Aber das wäre sicher ein etwas zu umfangreiches, zu kompliziertes und nicht mehr zu handhabendes Thema für eine Vorlesung gewesen. Statistiken sind nun mal prinzipiell einfacher und übersichtlicher. Und es war eine gute Vorlesung. Wirklich. Mir fehlte aber trotzdem ein bisschen Leben.

Einige der Symptome hatten wirklich ganz und gar mit mir zu tun, sie kamen aus meinem Inneren, meiner Geschichte und meinen Problemen. Der Kapitän war ein solches Symptom, die Selbstverletzung ein weiteres, es gab aber auch noch andere. Dabei ging es um Themen, die ich mit mir herumschleppte und die über die Zeit für mich wichtig waren. Themen wie Anspruch, Erfolg, Selbstwertgefühl und Selbstvertrauen. Themen, bei denen es um den Konflikt ging, ob man nett und brav sein wollte oder lebendig, ob man das schimmernde Grau oder das pulsierende Leben vorzog. Um Stille und Lärm, die Angst vor dem Leben und dem Tod. Diese Symptome waren beinahe beständig da. Sie verschwanden zwar manchmal für kürzere Zeit, kamen aber immer in gleicher oder leicht abgeänderter Form zurück. Es waren Symptome, die erst verschwanden, als ich endlich Worte für die Bilder und Handlungen hatte und meine Arbeit an dem Thema mit Worten fortsetzen konnte. Das war leichter und deutlich effektiver, und es ermöglichte mir, die schlimmsten Knoten zu lösen und zu verhindern, dass sich zu viel für die Zukunft auftürmte. Diese Themen beschäftigen mich noch heute, und sie werden mich wohl auch noch eine Weile begleiten. Ich werde wohl immer wieder darauf zurückkommen und das Bedürfnis verspüren, daran zu arbeiten, jetzt aber mit Worten und ganz ohne Wölfe und Glasscherben.

Auf der anderen Seite gab es auch vorübergehende Symptome, die sich an eine bestimmte Situation und bestimmte Umgebungen knüpften und die verschwinden konnten, wenn sich die äußeren Verhältnisse änderten. Nur auf einer Station habe ich Tapeten und Matratzen gefressen. In der nächsten Einrichtung war alles ganz anders, so dass das Bedürfnis, »die Leere zu füllen«, nicht mehr vorhanden war und ich aufhörte. Auf wieder einer anderen Station hausten die Wilddruden, die riesigen Raubvögel, die von oben kamen und drohten, mich in Stücke zu reißen und zu vernichten. Auf dieser Station fühlte ich mich ungeheuer klein. Dort erfuhr ich auch nur wenig Hilfe und Unterstützung vom Personal. Jeder Tag war ein Kampf gegen die, die über mir standen und Dinge beschlossen, die ich nicht verstand und die ich als sinnlos und schmerzhaft empfand. Die Wilddruden kamen nicht mit, als ich endlich den Ort wechseln durfte, sie waren nicht ein Teil meiner Probleme, sondern nur eine Reaktion auf meine persönliche Wahrnehmung der Verhältnisse auf dieser Station. Aber ich weiß nicht, ob jemand dort erkannt hat, wie das alles zusammenhing.

Andere Symptome kamen periodisch. Die Wölfe, zum Beispiel, erschienen oft in Verbindung mit Schule und Verdauung, wenn ich unter Druck stand oder sonst irgendwie den Wölfen vorgeworfen wurde. Sie konnten aber auch in anderen Situationen auftauchen, wenn die Anforderungen hoch waren oder wenn ich mich unsicher oder unwohl fühlte. Sie waren aber nicht ständig da. Trotzdem waren sie ein bisschen mehr Teil meines Selbst als die Wilddruden, aber nicht so wie der Kapitän. Sie drückten einen Teil meiner Themen und Probleme aus, jedoch nicht die wirklich großen, grundlegenden, sondern eher die täglichen Herausforderungen, die man für gewöhnlich mit leichtem Kopfschmerz und vorübergehendem Missmut übersteht. Die Wölfe waren meine Art zu zeigen, dass es mir nicht so gut ging, aber sie waren leicht mit Worten zu fassen. Ich erinnere mich noch gut an das letzte Mal, als ich einen Wolf gesehen habe. Es war in der Straßenbahn auf dem Weg nach Blindern. Ich war im Grundstudium Psychologie und war auf dem Weg zur Uni, wo ich eine Vorlesung besuchen wollte und dann ein Seminar hatte, als ich auf dem Boden der Bahn einen Wolf entdeckte, der an meinem Fuß nagte. Es war kein majestätischer, schöner Wolf, sondern ein schäbiges, abgemagertes Tier mit gelben Zähnen und stinkigem Atem, und er hatte mir das Fleisch bis auf die Knochen abgenagt. Es tat weh und sah abscheulich aus, aber ich schrie nicht, ich bekam keine Angst und machte auch meine Mitfahrer nicht wild schreiend auf den Wolf aufmerksam. Ich blieb sitzen, betrachtete das eklige Geschöpf und dachte, dass es ganz Recht hatte. Genauso eklig würde es an der Universität werden, wenn erst die Neugierde und die echte Wissensgier durch den verzweifelten Kampf aller

Beteiligten um die besten Noten begonnen hatte, denn nur wenige Auserwählte würden durch das Nadelöhr gelangen und das Hauptstudium erreichen. Wenn erst der Wissensdurst von der Jagd nach guten Noten abgelöst war und Fleisch und Blut verschwunden waren, blieben nur noch die fahlen, abgenagten Knochen. Ich hatte eine gewisse Ahnung und schon lange gespürt, dass mir die Sache nicht gefiel, hatte aber nicht wirklich erkannt, wie sehr mich das alles anekelte. Jetzt erkannte ich es deutlich. Jetzt lag der Wolf in seiner ganzen Abscheulichkeit direkt vor mir auf dem Boden. Er half mir zu erkennen, dass das, was vor mir lag, unangenehm war, sehr unangenehm, dass ich da aber durchmusste und dass ich das, was zu tun war, mit möglichst viel Würde und Freude verrichten sollte. Vielleicht war es ja möglich, die Neugier und den Wissensdrang im Hauptstudium wiederzufinden. Außerdem entschloss ich mich, meine Farben herauszuholen, sobald ich zu Hause war. Ich wollte als Gegengewicht ein paar gelbe Drachen zeichnen. Und dann ging ich in die Vorlesung und habe seither nie wieder einen Wolf gesehen. Noch immer erkenne ich die Wolfszeitsituationen, sie entstehen in unserer gehetzten Welt immer wieder, und ich reagiere noch heute darauf. Doch jetzt nur mit Worten, Gefühlen, Assoziationen. Das ist weniger farbenfroh, aber sehr viel praktischer.

Es ist wichtig, die Inhalte der Symptome zu deuten und ihre Bedeutung herauszukristallisieren. Aber mit diesen Deutungen sind immer auch große Gefahren verbunden. Das Deuten von Symptomen ist ein Risikosport, bei dem es schnell zu einem Unfall kommen kann, befolgt man nicht einige grundlegende Regeln. Erstens ist es wichtig, niemals zu vergessen, dass *die Symptome demjenigen gehören, der sie hat*, und dass nur diese Person das Recht auf ein Fazit hat, was ein *bestimmtes* Verhalten in einer *bestimmten* Situation bedeuten kann. Das gleiche Symptom kann in verschiedenen Situationen unterschiedliche Funktionen haben, und das gleiche Verhalten kann bei unterschiedlichen Menschen natürlich auch etwas vollkommen anderes bedeuten.

Außerdem ist nicht sicher, dass der *Zeitpunkt* passt, auch wenn die Deutung korrekt ist. Und eine vorgekaute Deutung ist wenig hilfreich. Es hätte mir, ehrlich gesagt, ganz und gar nicht geholfen, wäre jemand zu Beginn meiner Krankheit zu mir gekommen und hätte gesagt: »Der Kapitän ist bloß eine Verdrehung deiner eigenen maßlosen Ansprüche an dich selbst.« Wenn es so einfach wäre, die Wahrheit anzunehmen und zu beherbergen, hätte ich sie vermutlich gar nicht erst aufspalten und auf den Kapitän übertragen müssen. Es braucht Platz und Zeit, eine solche Wahrheit in sich aufzunehmen. Platz, den man dadurch gewinnt, dass man über die Zeit hinweg die Möglichkeit bekommt, sein Leben und seine Wahrheiten gemeinsam mit einem interessierten, stützenden, Sicherheit gebenden Mitwanderer zu erforschen. Der sich natürlich gerne seine Gedanken darüber gemacht haben darf, wofür der Kapitän steht. Er kann diese Gedanken als Ausgangspunkt seiner Fragen nutzen, sollte aber immer daran denken, dass es nur eine Person gibt, der das Fazit zusteht, und das ist die betroffene Person selbst.

Ich hatte verschiedene Therapeuten mit ganz unterschiedlichen Methoden und Ansätzen. Die ersten praktizierten die klassische Ich-folge-dir-wohin-du-willst-Methode. Sie waren während der Sitzungen verhältnismäßig passiv und überließen mir das Steuer. Ich sollte mich für einen bestimmten Weg entscheiden. Das Problem war bloß, dass ich mich meistens schrecklich verlief und an den anstrengendsten, nicht weiterführenden Stellen endete. Außerdem gingen sie am Ende der Stunde nach Hause, während ich mindestens bis zur nächsten Stunde in diesem Dickicht bleiben musste. Ich wollte keinen Therapeuten, der mich begleitete, wenn ich in die Irre lief, und der mir zu guter Letzt mein schlechtes Resultat damit erklärte, dass ich zu krank sei und eine zu ernsthafte Diagnose habe. Ich wünschte mir einen Therapeuten, der mir aktiv zu sehen half, was ich tat, und der mir auch Alternativen aufzeigen konnte, die sinnvoll waren.

Aber es ist ein gefährlicher Balanceakt. Man kann zu passiv werden und dem Patienten zu viel Verantwortung übertragen, der diese Verantwortung noch nicht zu tragen bereit ist, oder man kann zu aktiv werden und den Prozess selbst beeinflussen, ehe der Patient so weit ist. Überdies kann man der Beziehung schaden, wenn man so zurückgenommen ist, dass der Patient einen nicht kennenlernen kann. Ich selbst habe auch keine Antworten auf die Frage, wie dieses Dilemma zu lösen ist, und auch ich mache sicher Fehler. Aber ich versuche, meinem Gegenüber mein Interesse zu zeigen, will mich nicht mit Diagnosen aufhalten, sondern gemeinsam mit ihm einen Blick auf sein Leben und auf seine Träume werfen. Denn ich weiß, dass ich mir immer gewünscht habe, jemand möge mich sehen, wie ich wirklich bin. Ich versuche mit jeder Minute, die mir der Alltag schenkt, den Menschen Zeit zu geben, weil ich weiß, dass ich selbst auch Zeit gebraucht habe.

Als ich diese Zeit bekommen hatte und viel über meine Geschichte wusste, über meine Ansprüche an mich selbst und ihre Herkunft, und mir auch bewusst war, wie ich diese anders als bisher meistern konnte, gelang es mir verhältnismäßig leicht, mich von dem Symbol, der Warnlampe »Kapitän« zu befreien. In erster Linie ging es darum, vertraute Gewohnheiten und Erwartungen zu durchbrechen, mich voll und ganz auf meine eigene Rolle und Verantwortung einzulassen und den Kapitän einfach gehen zu lassen.

Es hätte mein Problem nicht gelöst, hätten die Pfleger in der Jugendpsychiatrie einen Zusammenhang gesehen zwischen der Leere in mir und meinem Drang, Tapete zu essen. Ich wäre sicher nicht gesund geworden, obgleich sie verstanden, was ich tat, und darauf auch ihre Behandlung begründeten, zum Beispiel, indem sie den Inhalt meiner Tage füllten. Aber ich wollte bessere Tage. Und da ich erlebt habe, wie es ist, über Tage, Wochen und Monate im Halbdunkel ohne Glühbirnen zu sitzen, ohne Hoffnung oder Zukunftsträume oder eine Handarbeit, weiß ich, dass bessere Tage wichtig sind, ja geradezu unentbehrlich. In vielerlei Hinsicht können bessere Tage der Start eines besseren Lebens sein.

Und dann waren da noch die Wölfe. Was sollten die Menschen machen, sollten sie mir ins Gesicht sagen, dass ich in einer Wolfszeit lebte? Oder sollten sie mir zustimmen, bestätigen, dass hier ein Wolf war, sich auf einen Stuhl setzen und gemeinsam mit mir gegen ihn kämpfen? Ich bin nicht dieser Meinung. Direkte Deutungen sollte man den Menschen überlassen, die die Person gut kennen und die Möglichkeit haben, sie ein gutes Stück auf ihrem Weg zu begleiten, und nicht irgendwelchen zufälligen Passanten. Es kann bei manchen Leuten funktionieren, wenn man in der Therapie direkt auf die Halluzinationen zu sprechen kommt, für mich war das aber zu persönlich und zu peinlich.

Ein paar Mal hat das auch bei mir jemand versucht, aber dann war die ganze Situation immer schrecklich angespannt. Und es passte auch nie wirklich, schließlich sahen sie nicht, was ich sah. Der Wolf gehörte mir, wie der Kampf, den niemand außer mir kämpfen konnte. Gefühle hingegen kann man teilen. Gefühle haben wir alle gemeinsam. Ich lernte die Menschen zu schätzen, die sich wünschten, meine Gefühle mit mir zu teilen: »Ich kann deine Wölfe nicht sehen, aber würde ich sie sehen, hätte ich eine Todesangst. Hast du Angst?« Angst und Hilflosigkeit, Ohnmacht, Trauer, Verzweiflung und Scham, das sind Gefühle, die wir alle verstehen und in denen wir uns wiederfinden können. Dann haben wir Diagnosen, Symptome und Kategorien hinter uns gelassen und beginnen, Mensch zu sein. Und Menschen und menschliche Gefühle sind für andere sichtbar und können geteilt werden. Wenn ich Wölfe sah, fühlte ich mich klein, hilflos, ängstlich und einsam. Wenn ich klein, hilflos, ängstlich und einsam bin, wünsche ich mir, dass jemand sieht, wie es mir geht, dass jemand bei mir ist, Interesse zeigt und mir, wenn möglich, Sicherheit und ein wenig Fürsorge schenkt. Viel schwieriger war es mit den Wölfen eigentlich nicht. Sie waren einfache Gefühle, wiedererkennbare, verständliche menschliche Empfindungen in einer etwas anderen Verkleidung. Das war alles.

Beraubte Sprache, betrübte Sprache

Der Junge im Zimmer neben mir wurde häufig von außerirdischen Wesen gequält. Sie konnten jederzeit und in unterschiedlichster Gestalt auftauchen, und sie kamen auch häufig, wenn er sein Zimmer aufräumen sollte. Das ist nicht sonderlich erstaunlich. Teenager begeistern sich in der Regel nicht dafür, ihr Zimmer aufzuräumen, und nutzen gerne alle Mittel, über die sie verfügen, um sich davor zu drücken. Ganz plötzlich kann ihnen dann einfallen, dass sie ihre Hausaufgaben noch nicht gemacht haben, dass sie einem Freund etwas sehr Wichtiges versprochen haben, dass sie zum Training müssen oder den Hund ausführen oder diese eine Sendung im Fernsehen unbedingt sehen müssen – wenn sie nicht ganz einfach durch die Tür verschwinden, angeblich ohne gehört zu haben, worum sie gebeten worden sind. Das alles ist vollkommen normal. Mein Nachbar aber hatte keine dieser Möglichkeiten. Er hatte weder Hausaufgaben noch Training, Freunde oder Hund, und der Fernseher stand in einem abgeschlossenen Raum, der sich noch dazu hinter der verschlossenen Stationstür befand. Er hatte aber etwas, das nur die wenigsten Teenager haben: Er hatte Außerirdische und eine Diagnose, die einen Angriff von Außerirdischen zu einem gültigen, akzeptablen Grund werden ließ, nicht sein Zimmer aufzuräumen. Ich will damit natürlich nicht sagen, dass er die Außerirdischen nicht sah, sie nicht spürte oder nicht an sie glaubte, denn das bezweifle ich nicht im Geringsten. Ich bin auch nicht der Meinung, dass die Außerirdischen in erster Linie dazu da waren, ihn von Sachen zu befreien, die er nicht mochte. Ich wohnte direkt neben ihm und hatte das Gefühl, dass er wirklich gequält wurde und diese Angriffe aus dem Weltall fürchtete. Aber mit der Zeit konnte ich auch die Unterschiede hören zwischen den Angriffen, die von seiner Geschichte und seinen inneren Konflikten gesteuert wurden, und jenen, die ich als Versuche einschätze, die einzige Entschuldigung vorzubringen, die er hatte, um nicht aufräumen zu müssen. Und sie wirkte: In der Regel wurde es ihm erlassen – wie mir das Flurputzen erlassen wurde, wenn sich dort zu viele Wölfe herumtrieben. Was schon mal der Fall sein konnte, wenn ich mit dem Putzen an der Reihe war. Das heißt, eigentlich wurde es uns nicht erlassen, sondern bloß verschoben auf einen Zeitpunkt, an dem es besser passte, was uns niemals gewährt worden wäre, wenn wir gefragt hätten. Das wusste er ebenso gut wie ich.

Wir waren beide in gewisser Weise eines Teils unserer normalen Sprache beraubt worden und hatten dies durch etwas anderes ersetzt. Und bei diesem »etwas anderes« konnte es sich durchaus auch um Symptome handeln.

Eine Möglichkeit, die Symptome der Patienten zu verstehen, besteht also darin, sie als eine Antwort auf die Lebenssituation zu betrachten, in der die Person gerade steckt, wobei man natürlich berücksichtigen muss, was die Patienten in der entsprechenden Situation als erfolgversprechend oder weniger erfolgversprechend erfahren haben. Auf diese Weise werden die Symptome auch zu einer Sprache, zu einem sprachlichen Ausdruck, der in erster Linie darauf zielt, ein Bedürfnis oder einen Wunsch auszudrücken, den diese Person hat. Mit den Symptomen versucht man, die Befriedigung dieser Bedürfnisse zu erreichen.

Die meisten eingewiesenen Patienten werden eines Teils ihrer angestammten Sprache beraubt und ersetzen sie durch eine

Art Geheimsprache, die den sozialen Codes der Institution angepasst ist. Eine Sprache, die besser funktioniert, weil das Personal, das einen umgibt, diese Art zu kommunizieren erwartet. Sie kann sehr einfach sein, so dass aus »ängstlich« ebenso »Angst« wird wie aus »schmerzhaft« oder »traurig«. Oder dass die »Stimmen so laut sind«. Diese Veränderung der Sprache ist nicht ganz ungefährlich, wobei die Gefahr nicht darin besteht, dass die Menschen ihren Willen mit Hilfe von Symptomen durchsetzen, sondern darin, dass die Sprache ihren Effekt verliert. Wir werden zu einem Spiel verleitet, in dem »Nichtwollen« zu Wölfen oder Außerirdischen wird und »Lust haben« zu einem »Müssen, weil die Krankheit es von einem fordert«.

Auf der Station gab es bestimmte Regeln, wann wir duschen durften. Wir hatten feste Tage und Zeiten für Badewanne und Duschkabine. Wollte man sich außerhalb dieser Zeiten waschen, musste man das am Waschbecken im Zimmer machen. Aber es kam vor, dass ich außerhalb dieser Zeiten duschen wollte. Das wurde mir nicht erlaubt, wenn ich sagte: »Ich habe Lust zu duschen, ist das in Ordnung?« Dann wurde ich immer auf die Regeln und Absprachen über Tag und Zeitpunkt verwiesen. Aber wenn ich heulte, mich vielleicht ein bisschen kratzte und behauptete, dass die Stimmen mich so unter Druck setzten und dass ich mich schmutzig und unwürdig fühlte und mich vor mir selbst ekelte, hatte ich deutlich größere Chancen, dass sich die Türen öffneten. Dann blieb ich aber immer mit dem beklemmenden Gefühl von Scham und Abscheu zurück. Ich hatte etwas Falsches getan. Ich hatte sie belogen und betrogen und fühlte mich ganz und gar nicht gut. Ich mochte mich zu einem solchen Verhalten nicht bekennen, denn es passte nicht zu dem Bild, das ich von mir selbst hatte. Ich fühlte mich wohler, wenn ich mit offenen Karten spielte. Aber damals ließen die äußeren Umstände kein Spiel mit offenen Karten zu, und deshalb endete es damit, dass ich mich wie eine Verbrecherin fühlte, wenn ich zum falschen Zeitpunkt baden wollte, was streng genommen weder notwendig noch therapeutisch sinnvoll war. Aber diese Situation birgt noch ein weiteres Problem: Sie vermittelt einem den Eindruck, dass es falsch ist, »Lust auf etwas zu haben« oder »keine Lust zu haben«. Und das ist es ja ganz und gar nicht, sondern vollkommen üblich und normal. Es gibt immer etwas, auf das wir mehr Lust haben als auf etwas anderes. Natürlich kommt es vor, dass wir etwas tun müssen, wozu wir keine Lust haben, oder dass wir etwas nicht tun dürfen, wozu wir Lust haben. Aber das bedeutet nicht, dass es nicht in Ordnung ist, Lust zu haben. Es ist wichtig zu spüren, was wir wollen, denn das ist ein guter Hinweis darauf, wie wir unserem Leben Sinn und Freude geben können. Trotzdem begegnen mir täglich Menschen, die »Lust« und »wollen« aus ihrem sprachlichen Repertoire gestrichen und es durch ein »krankheitsbedingtes Müssen« ersetzt haben. Und das finde ich höchst traurig.

Auf einer anderen Station, diesmal für Erwachsene, fragte uns die Schwester, die die morgendliche Zusammenkunft leitete, wer direkt im Anschluss Lust auf ein bisschen Sport hätte. Das war eine vollkommen unnötige Sprache, denn dieser Sport war obligatorisch, alle mussten teilnehmen, mit Ausnahme eines Mannes, der Schmerzen im Bein hatte. Heftige Schmerzen. So heftige, dass er unmöglich auch nur die kleinste Übung machen konnte, obwohl er gerade zum Rauchen draußen gewesen war und den ganzen Morgen ohne zu humpeln auf der Station herumgelaufen war. Die Schwester stellte noch einige ziemlich dumme Fragen, da wir ja alle Bescheid wussten, bis sie plötzlich die grundlegende Regel brach; sie nahm die beraubte Sprache in Gebrauch und sagte ihm ins Gesicht, was alle wussten: »Ich glaube, du hast keine *Lust,* Sport zu machen«, sagte sie. »Kannst du uns nicht einfach sagen, dass *du keine Lust hast*?« Und der Mann, der seine Sprache dadurch wiederfand, antwortete, dass er das nicht könne, weil sie das niemals als Grund akzeptieren würde. Sie leugnete das und sagte, er solle es sagen, in seinen eigenen Worten. Und er sagte es, und wir alle folgten seinem Vorbild. An diesem Vormittag hat nur das Personal am Sport teilgenommen. Am nächsten Morgen war alles wie immer, ich nahm teil, die anderen nahmen teil, und alles war ganz in Ordnung, denn ich mochte den Sport. Nicht deshalb hatte ich tags zuvor abgelehnt. Ich hatte nein gesagt, weil es so phantastisch war, direkt zu sagen, worauf ich Lust hatte und worauf nicht, und mir sicher zu sein, respektiert zu werden. Ich sagte nein, weil es so gut tat, dass die Worte endlich wieder ihre alte Bedeutung hatten und für einen kurzen Moment frei benutzt werden konnten. Und ich sagte nein, weil es so lange her war, seit ich das das letzte Mal gewagt hatte, und wohl auch, weil ich vermutete, dass es wieder für eine lange Zeit das letzte Mal sein würde.

Einer der Gründe dafür, dass die »Lust« verschwindet, liegt gewiss in der Art, wie den Menschen während der Behandlung und auch sonst in der Welt begegnet wird. Andererseits geht es aber auch um die eigene Angst vor verbotenen oder beschämenden Bedürfnissen, eine Angst, die oft in Anwesenheit derjenigen, die sie bekämpfen sollen, verstärkt auftritt. Und damit sind wir beim eigentlichen Kern der beraubten Sprache. Sie ist alles andere als einfach, aber trotzdem da – wenn auch häufig unbewusst –, wie ein schambeflecktes Zerrbild von etwas, das man sich niemals, niemals eingestehen kann. Zum Beispiel, *dass man einsam ist und sich wünscht, gesehen zu werden.*

Eines lernte ich ziemlich schnell. Wenn ich Angst hatte, traurig oder einsam war und dem Personal auf der Station sagte, dass es mir nicht gut ging, wurde ich immer gebeten, an etwas anderes zu denken. Zum Beispiel mich ein bisschen in den Aufenthaltsraum zu setzen und mit den anderen Karten zu spielen oder etwas zu lesen. Das war es nicht, was ich brauchte, nicht im Geringsten, und es half nicht gegen das beängstigende einsame Chaos der Stimmen und verwirrenden

Impulse. Das wussten sie bestimmt auch. Aber es war das, wozu sie Zeit hatten und was sie mir geben konnten, denn die Psychiatrie hatte damals wie heute nur begrenzte Ressourcen, aber reichlich Patienten, so dass das Personal ganz einfach keine Zeit hatte, sich um alle zu kümmern, die sagten, es gehe ihnen schlecht oder sie seien traurig.

Vielleicht wollten sie mich auch zu mehr Selbstständigkeit erziehen, so dass ich lernte, nicht immer gleich zu ihnen zu kommen, wenn es Schwierigkeiten gab, sondern stattdessen eigene Strategien zu entwickeln, die Situation zu meistern. Wenn sie das tatsächlich dachten, wären das sehr vernünftige Gedanken gewesen. Rückblickend muss ich ihnen Recht geben, denn genau das brauchte ich. Aber ich hatte weder Strategien noch verstand ich mein eigenes Chaos, weshalb ich Unterstützung und Hilfestellung brauchte. Ich konnte mir das nicht selbst beibringen. Niemand würde einen blutigen Anfänger allein in ein Auto setzen, die Tür zuknallen und sagen: »Na, dann gute Fahrt und lern schön, vernünftig und vorsichtig zu fahren.« Das wäre vollkommen sinnlos und verantwortungslos. Ebenso sinnlos und verantwortungslos war es zu hoffen, dass ich von ganz allein verstehen würde, was in meinem psychotischen Kopf vorging, oder gar die richtigen Strategien zu finden, mein Leben, mein Chaos und meine Wirklichkeit zu meistern. Was ich auch nicht tat. Die Folge war klar. Wenn die Einsamkeit immer größer und die Stimmen lauter und lauter wurden und ich wirklich jemanden zum Reden brauchte, schnitt ich mich. Das konnte das Personal nicht übersehen, nicht vollkommen. Auf jeden Fall mussten sie die Glasscherben auffegen und meine Wunden verbinden, so dass sie für eine Weile bei mir waren. Einige erkannten erst in Anbetracht des fließenden Blutes, dass ich auch meinte, was ich gesagt hatte, dass es mir wirklich schlecht ging und ich jemanden brauchte. Und oft, sehr oft, funktionierte es gut, wenn ich mich selbst verletzte. Natürlich half es nicht immer, aber es war auf jeden Fall effektiver als zu reden, denn das funktionierte beinahe nie. Meine Worte waren zu diesem Zeitpunkt wirklich sehr wenig wert, so dass mir mit der Zeit nur die Taten blieben. In meinem Krankenblatt ist diesbezüglich von Acting-out und Manipulation die Rede. In meiner Wirklichkeit waren das Handlungen, deren Notwendigkeit ich gelernt hatte, um gehört und verstanden zu werden. Ich muss sagen, dass mir das Wort Manipulation ganz und gar nicht gefällt, ich wünschte mir, man könnte es durch ein anderes, häufig benutztes und viel positiver belegtes Wort ersetzen, nämlich Patientenmitwirkung. Denn eigentlich geht es genau darum, um den zutiefst menschlichen Wunsch, seine Lebenssituation zu beeinflussen und zu kontrollieren und wirklich Einfluss auf das eigene Leben und die Behandlung zu haben. Und dafür greift man eben auf die Mittel zurück, die einem zur Verfügung stehen.

In der Psychologie gibt es den Begriff »fundamentaler Attributionsfehler«. Das hört sich schrecklich kompliziert an, ist aber eigentlich ganz einfach. Es handelt sich dabei um die Beschreibung eines recht häufigen Fehlers, den wir Menschen machen, wenn wir die Ursachen unserer Handlung einschätzen. In der Regel gehen wir davon aus, dass es der Einfluss der Umgebung ist, in der wir uns befinden, der uns dazu verleitet, etwas Dummes oder Unerwünschtes zu tun. Kommen wir zu spät, dann darum, weil der Verkehr zu dicht war, und vergessen wir etwas, das wir versprochen haben, so liegt das daran, dass man uns zu viele Aufgaben aufgehalst hat. Das können wir denken und sagen, weil wir ja wissen, wie der Verkehr war und wie viel wir zu tun haben, und wohl auch, weil wir den aufrichtigen und gesunden Wunsch haben, uns unsere Selbstachtung zu bewahren, indem wir weniger geglückte Handlungen verschweigen.

Wenn hingegen andere etwas Dummes tun, kennen wir nicht alle Details der Situation und verspüren auch keine sonderliche Verantwortung für das Selbstwertgefühl des Betreffenden, so dass wir zu einer negativen Einschätzung gelangen: Er ist ein Schussel. Sie ist unzuverlässig. Und so weiter. Besonders deutlich wird das, wenn wir aus irgendeinem Grund denken, dass diese Person »nicht wie wir ist«, und da diese »Die und wir«-Problematik in der psychiatrischen Pflege recht häufig verbreitet ist, wird man natürlich empfänglich für diese Art von Erklärungsfehler. Und dann ist es klar, dass man Menschen als »manipulierend« einschätzt, statt sich zu fragen, ob sie in der Situation, in der sie sich befanden, überhaupt andere Möglichkeiten hatten. Des Weiteren wäre es sinnvoll, sich zu fragen, ob in diesem Fall eine Charakterbeschreibung überhaupt angemessen ist oder ob nicht eher eine Situationsbeschreibung vorzuziehen wäre. Aber auch wenn der fundamentale Attributionsfehler genau das ist, nämlich fundamental, grundlegend und verbreitet, so bleibt er doch ein Fehler.

Die Verhaltensforschung hat uns gelehrt, dass Aktionen, die eine Reaktion hervorrufen und als positiv von demjenigen empfunden werden, der sie ausführt, mit großer Wahrscheinlichkeit wiederholt werden, während Handlungen, die zu keiner Reaktion führen oder nicht zu der gewünschten Reaktion, oft von allein verschwinden oder durch zielgerichtetere Aktionen ersetzt werden. Im Laufe der Zeit ist dies durch zahlreiche Experimente mit Ratten, Hunden, Kindern, Arbeitnehmern, Patienten, Psychologiestudenten und vielen anderen Gruppen bestätigt worden, und das ist ja auch logisch: Wenn wir uns etwas wünschen, ist es wahrscheinlicher, dass wir die Handlungsweisen wiederholen, die uns erfahrungsgemäß zum Erfolg führen, als diejenigen, die nicht zum Erfolg führen. Unsere Erfahrungen lehren uns, was klug ist, was wirkt und was nicht wirkt. Deshalb nützte es wenig, mir zu sagen, es sei nicht klug, sich zu verletzen, sondern dumm und sinnlos, wenn mir meine Erfahrung doch zeigte, dass gerade dieses Verhalten zum Ziel führte.

Natürlich sagte ich das nicht laut. Mit Worten stimmte ich

immer voll und ganz mit dem Personal überein; es war dumm, sich zu verletzen oder auf Stimmen zu hören oder abzuhauen oder was ich sonst noch machte. Ich konnte darüber reden, es ernst meinen und sehr vernünftig sein, aber größtenteils blieb es bei den Worten. Ich hörte nicht mit dem auf, was ich tat. Denn schließlich war es das, was Wirkung zeigte. Aber das sagte ich nie jemandem. Ich wagte kaum, mir das selbst einzugestehen, denn dann hätte ich mir ja auch noch zwei weitere Dinge eingestehen müssen, nämlich was ich mir wünschte oder zu erreichen erhoffte und dass ich tatsächlich eine gewisse Kontrolle über die Situation hatte. Und das war viel zu beschämend, viel zu peinlich, so dass ich nie auf die Idee kam, es jemandem gegenüber zu erwähnen. Da schob ich es schon lieber auf die Krankheit, auf die Stimmen oder irgendetwas anderes, so dass ich nicht einräumen musste, welch hässliche, niedrige, unverständliche Bedürfnisse ich hatte: nämlich den Wunsch nach Aufmerksamkeit und Fürsorge; den Wunsch, bemerkt zu werden und die Einsamkeit hinter mir zu lassen. Ich wusste, was das Schlimmste war: »Sie tut das nur, um Aufmerksamkeit zu bekommen«, und hätte es niemals zugegeben. Nicht einmal mir selbst gegenüber.

Denn im Gegensatz zu der Geheimsprache in der Situation, auf die man mehr oder weniger bewusst zurückgreift, hielt ich die beraubte Sprache nach besten Kräften vom Bewusstsein fern. Dass oft Wölfe erschienen, wenn ich putzen sollte, war dabei nicht einfach. Auch wenn ich vielleicht manchmal und ohne es laut zu sagen einen Zusammenhang zwischen den Wölfen und dem Putzen erkannte, konnte oder wollte ich nicht einsehen, dass ich etwas tun oder lassen konnte, damit sie kamen. Ich erlebte es so – und musste es so erleben –, dass die Wölfe jenseits meiner eigenen Kontrolle standen. Ich musste sie als real existierende Wölfe sehen und konnte mir nicht eingestehen, einen Einfluss auf ihre Existenz zu haben. Schließlich hätte das bedeutet, mir nicht nur selbst eingestehen zu müssen, faul zu sein, sondern eben auch verrückt, und das war zu viel verlangt.

Ich wünschte mir, gesehen und umsorgt zu werden oder Aufmerksamkeit zu bekommen und es wert zu sein, dass jemand Zeit für mich aufwendete. Das war eine Tatsache. Dieser Wunsch war so stark, dass ich ganz bewusst etwas tat, um die gewünschte Reaktion zu erzwingen. Aber allein der Gedanke daran war derart schmerzhaft, derart verboten, dass er nicht einmal auch nur in die Nähe meines Bewusstseins kam. Ich versperrte ihn gut, mit doppelten Türen und allem, was meine Seele an Verschlussmechanismen zu bieten hatte. Aber trotzdem spürte ich einen scharfen Stich angsterfüllter Scham, wenn sie über mich sagten, »sie hat das absichtlich getan« oder, »um Aufmerksamkeit zu erregen«. Es tat weh, denn all meine Verschlussmechanismen konnten mich nicht vor der Angst bewahren, sie könnten Recht damit haben, dass ich bewusst handelte. Ich wusste nicht, wie ich mich dazu verhalten sollte, denn es war nur die halbe Wahrheit: in etwa so, wie wenn man vor einem brüllenden Bären steht und der andere Teil der Wahrheit darin besteht, dass der Bär zahm ist und hinter seinem Rücken der Dompteur steht. Die Angst war in dieser Situation nur mit dem zweiten Teil der Wahrheit in den Griff zu bekommen, also dem Wissen, dass meine Wünsche ganz normal waren und dass ich, gäbe man mir die Möglichkeit, durchaus die Fähigkeit besäße, diese Bedürfnisse wie alle anderen Menschen auf gesellschaftlich voll akzeptierte Weise zu decken. Aber diese Wahrheit lag hinter meinem Rücken, und es dauerte lange, bis ich mittels der Therapie Hilfe bekam, mich umzudrehen und ihr in die Augen zu blicken. Erst da wagte ich es, die Augen zu öffnen und den Bären vor mir einfach anzuerkennen. Denn mit Kenntnis des ganzen Bildes war der erschreckende Teil desselben, meine Kontrolle, gar nicht mehr so unerträglich. Aber für diese Erkenntnis bedurfte es des ganzen Bildes.

Es ist deshalb gar nicht so schwer zu verstehen: Das kluge, nette, bescheidene und gemobbte Mädchen, das ich damals war, hatte Probleme damit, zu seinen Bedürfnissen zu stehen, nämlich wahrgenommen und umsorgt zu werden. Es ist logisch und vernünftig, dafür braucht man kein tiefergehendes psychologisches Wissen. Was ich schwieriger zu verstehen finde, ist die Tatsache, dass auch das System der Psychiatrie einen ausgesprochenen Widerwillen gegen diese vollkommen grundlegenden Bedürfnisse zu haben scheint. Denn nicht nur ich als Privatperson schämte mich, diese Scham wurde auch durch die Aussagen des Personals und die Formulierungen in der Krankenakte genährt. »Sucht Aufmerksamkeit«, stand da und das war ja auch durchaus legitim. Ich habe jedoch nie bemerkt, dass man dieses Bedürfnis jemals fachlich aufgearbeitet oder sich die Frage gestellt hätte, wie man sich dazu auf korrekte, vernünftige Weise verhalten sollte. Die Meinung, die ich damals als Patientin und heute als Psychologin habe, ist, dass die Psychiatrie im Großen und Ganzen die gleiche Meinung vertritt wie ihre Patienten: Wir sind stolze, hartnäckige, selbstständige Norweger, die, wenn es gewünscht wird, sogar allein zum Nordpol laufen, und wir werden es auf jeden Fall schaffen, auf eigenen Beinen zu stehen, und auf keinen Fall so tief fallen, dass wir uns Aufmerksamkeit und Fürsorge von anderen wünschen. Auf jeden Fall sollen das die Patienten nicht.

Wir anderen, die wir als gesund gelten, wünschen uns sehr oft Aufmerksamkeit. Beinahe jeden Tag. Hören unsere Arbeitskollegen plötzlich auf, uns zu grüßen, mit uns zu reden oder in der Pause mit uns zusammenzusitzen, würden wir das als unhöflich, unverschämt oder grausam empfinden. Wenn unser Chef nicht da ist und unsere Arbeit und Aufgabenstellungen nicht überprüft, kühlt sich die Motivation und die Lust zu arbeiten mit der Zeit deutlich ab. Wir wollen, dass Freunde und Familie wissen, was wir tun, und wir nehmen Kontakt auf, wenn wir froh oder traurig sind, Hilfe beim Umzug brauchen, einen Babysitter suchen oder einfach nur Lust zu reden oder etwas zu unternehmen haben. Wir wollen, dass uns unsere Nächsten so gut kennen, dass sie sehen, wie es uns geht und was wir brauchen. Und wir möchten das auch für die anderen tun, denen wir nahestehen und mit denen wir uns umgeben. Menschen sind Herdentiere, und wir brauchen das soziale Rudel. Woher kommen dann diese herablassenden Aussagen? »Wünscht sich Aufmerksamkeit«, »gesellschaftssüchtig«. Was meinen wir damit? Es ist nichts Krankes daran, wenn Menschen Kontakt zu anderen Menschen suchen. Ganz im Gegenteil. Soziale Zurückgezogenheit und übertriebene Isolation empfinde ich als viel schlechtere Zeichen. Wenn sich Menschen ganz von anderen Menschen zurückziehen, über längere Zeit, ist das oft ein Signal dafür, dass etwas nicht in Ordnung ist. Dass aber Menschen Kontakt mit anderen Menschen suchen, ist alles andere als krank, es ist gesund.

Und dieses Bedürfnis nach Aufmerksamkeit, das wir alle in unserem Alltag verspüren, wird selbstverständlich noch verstärkt, wenn wir uns bedroht oder in Gefahr fühlen. Stürzt jemand von einer Kaimauer und schreit um Hilfe, wird kaum jemand auf die Idee kommen, einfach mit den Worten vorbeizugehen: »Der sucht nur Aufmerksamkeit.« Natürlich sucht dieser Mensch Aufmerksamkeit! Er befindet sich in Lebensgefahr und ist außerstande, sich selbst zu retten, so dass seine einzige Hoffnung zu überleben in seiner Fähigkeit liegt, andere Menschen auf sich aufmerksam zu machen, die ihn retten können. Und diejenigen, die seine Schreie hören, werden das augenblicklich erkennen und alles tun, was in ihrer Macht steht, um zu helfen. Deshalb erschreckt es mich so, dass in der Psychiatrie noch immer Krankenblätter geschrieben werden, in denen die Hilferufe der Menschen zwar als solche erkannt werden, nicht aber zu den fachlichen Reflexionen führen, welche Art von Hilfe richtig ist und wie sich die entsprechende Institution zu diesem Hilfsbedürfnis zu verhalten hat. Das ist beinahe so, als würde man im Krankenblatt notieren, dass ein Patient lebensbedrohlich unterernährt ist, ohne dem Patienten zu essen zu geben, ohne sich über die Ursachen Gedanken zu machen, die zu seiner Unterernährung geführt haben, und ohne Maßnahmen zu empfehlen, wie man das in Zukunft verhindern kann. Ja, und ohne zu begründen, warum man die Situation nicht behandelt. Aber eben nur beinahe. Denn so etwas würde man bei einem physisch unterernährten Patienten eben nie tun. Wohl aber bei Menschen, die unterernährt sind in Bezug auf Fürsorge und Aufmerksamkeit. Ich glaube, der Unterschied liegt zu großen Teilen darin begründet, dass man sich für Letzteres meint schämen zu müssen.

Sogar jetzt noch, da ich dies schreibe, spüre ich, wie viel angenehmer es ist, in die Rolle des Behandelnden zu schlüpfen und darüber zu reden, dass wir als Ärzte das Aufmerksamkeitsbedürfnis der Patienten akzeptieren müssen, als über mein eigenes Aufmerksamkeitsbedürfnis als Patientin zu sprechen. Dazu habe ich eigentlich keine Lust, denn ich spüre, dass das peinlich und unangenehm wird, und auch, dass ich mich frage, was wohl die Leute über mich denken werden, wenn ich so etwas zugebe. Das zeigt mir, wie groß die Scham ist und dass es nicht erstaunlich ist, wenn sich die Patienten daran klammern, dass die Krankheit die Ursache für ihr Verhalten ist und nicht etwas, das sie selber kontrollieren können. Denn es ist doppelt beschämend, sich einerseits etwas zu wünschen, das man sich nicht wünschen sollte, und andererseits auch noch aktiv etwas dafür zu tun, diesen Wunsch erfüllt zu bekommen. Wie zum Beispiel sich selbst zu verletzen. Oder etwas auf einen Wolf zu schieben, einen Kapitän oder auf sonst etwas. Natürlich dreht es sich dabei nicht nur um Aufmerksamkeit, sondern auch um andere Bedürfnisse, die ein Mensch haben kann. Zum Beispiel das Bedürfnis, seine Wut auszudrücken. Oder sich gegen eine bedrängende Lebenssituation zu wehren. Oder zu ruhen. Auch das kann ein verbotenes Gefühl sein. Wie Wut oder Eifersucht oder Abhängigkeit. Oder etwas anderes. Man wünscht sich etwas, ohne sich das eingestehen zu können, und man tut – bewusst oder unbewusst – Dinge, die zuvor einmal zum Erfolg geführt haben. Ein Krankheitssymptom kann ein gutes Mittel sein, vollständig normale Bedürfnisse zu begründen, die anzuerkennen einem aber noch die Kraft fehlt. Es kann der Person, die solche Bedürfnisse hat, helfen und das Zusammenleben in den jeweiligen Umgebungen erleichtern.

Håvard Bentsen erarbeitete 1998 eine Studie darüber, wie sich Angehörige gegenüber psychotischen Familienmitgliedern verhalten und welche Faktoren dieses Verhalten beeinflussen. Er fand eine Reihe unterschiedlicher Faktoren, die maßgebend sind für den Grad der Feindlichkeit, des Widerwillens und der Kritik der Angehörigen. Einer dieser Faktoren ist die Einschätzung des Patienten als »verantwortlich« oder »krank«. Fassen die Angehörigen einen Patienten als krank auf und sehen sie in seinem Verhalten Symptome, nehmen kritische oder feindliche Kommentare ab. Wird das Patientenverhalten aber als bewusst und beabsichtigt eingeschätzt, reagieren die Angehörigen häufig mit deutlich kritischeren, aggressiveren Rückmeldungen. Ein »gesunder« Mensch ist mit anderen Worten verantwortlich für das, was er tut, während sich ein Kranker weit mehr herausnehmen kann, ehe er ernsthafte Konsequenzen zu spüren bekommt.

Wenn aber Patienten die Möglichkeit haben, sich zu »erlauben«, was sie brauchen, und damit möglicherweise auch ihre Bedürfnisse befriedigt bekommen, stellt das trotzdem keine ideale Situation dar. Man kann sich nicht wirklich über das freuen, was man bekommen hat. Denn ich war es ja nicht selbst, und ich wollte das eigentlich gar nicht, das war bloß die Krankheit. Zu bekommen, was man will, ist nicht dasselbe, wie mit seinen Bedürfnissen verstanden oder akzeptiert zu werden, so dass dies niemals eine andauernde, ernsthafte Lösung sein kann. Ein Bedürfnis, zu dem man nicht stehen kann und das auch nicht erkannt oder akzeptiert wird, sondern nur im Verborgenen, verbunden mit einer Entschuldigung, befriedigt wird, braucht immer neue Bestätigungen. Nie wurde es richtig gestillt. Es gibt auch keine Entwicklung, denn selbst wenn man einen Teil seiner Wünsche erfüllt bekommt, so verbleiben die eigentlichen Bedürfnisse, wie Verständnis und Akzeptanz oder Kontrolle und Steuerung des eigenen Lebens, doch unbefriedigt.

Verantwortung und Kontrolle gehören zusammen. Was man nicht kontrollieren kann, kann man nicht verantworten, und für das, was man kontrollieren kann, hat man auch die Verantwortung. Verliert eine Person die Verantwortung oder nimmt man ihr diese für eine gewisse Situation oder – noch schlimmer – für ihre eigenen Handlungen in dieser Situation, verliert diese Person auch die Kontrolle über die Situation. Und verliert man die Kontrolle über sein eigenes Leben, geht das nicht spurlos an uns Menschen vorbei. Schon 1979 führte Janoff-Bulman (in Brickman et al, 1982) eine Studie durch, in der gezeigt wurde, wie wichtig es sein kann, ein gewisses Gefühl der Kontrolle zu behalten. Er beobachtete Frauen, die Opfer von Vergewaltigungen geworden waren, und stellte fest, dass viele der Opfer in der ersten Zeit nach dem Übergriff ihre Rolle als unschuldige Opfer nicht anerkennen konnten, sie zogen es vor, lieber selbst einen Teil der Verantwortung zu übernehmen. Einige sagten oder dachten, sie hätten sich zu aufreizend angezogen, andere, dass es dumm gewesen sei, alleine zu gehen, während wieder andere lediglich die typischen »wenn … nur«-Gedanken hatten. Die Umgebung hingegen wies diese Gedanken als einen Ausdruck übertriebener Schuldgefühle zurück. Allen, die dem Opfer nahestanden, war wichtig zu präzisieren, dass die Opfer vollkommen ohne Schuld seien und der Vergewaltiger die ganze Verantwortung trage. Das ist so weit richtig, doch für Vergewaltigungsopfer kann die Übernahme eines Teils der Verantwortung für die Geschehnisse ein reelles Bedürfnis von Kontrolle und Vorhersagbarkeit erfüllen. War das grausame Erlebnis auf einen Fehler zurückzuführen, den sie begangen hatten, eine bewusste Handlung, die in Zukunft geändert oder vermieden werden konnte, so behielten die Betroffenen wenigstens noch eine gewisse Kontrolle über ihr Leben. War das nicht der Fall, stimmte es wirklich, dass sie nichts hätten sagen oder tun können, um die Geschehnisse zu verhindern, wurden sie zu hilflosen Opfern eines rein zufälligen Spiels, wodurch die Welt dann zu einem höchst bedrohlichen, unberechenbaren Ort wurde. Einem Ort, an dem alles nur Erdenkliche geschehen konnte, jederzeit, ohne dass sie auch nur den geringsten Einfluss darauf hatten. Und auch wenn ihre eigentliche Unschuld vielleicht wahr ist oder zumindest ein Teil der Wahrheit, so ist es alles andere als sicher, dass diese Wahrheit wirklich dazu geeignet ist, den Betroffenen in ihrem Leben weiterzuhelfen. Ganz im Gegenteil können die wohlgemeinten Versuche, die »unnötigen« Schuldgefühle zu negieren, schnell ins Gegenteil umschlagen. Denn Schuld, Verantwortung und Kontrolle sind eng miteinander verbunden, und der Versuch, Schuldgefühle zu negieren, kann das Gefühl einer Person, die Kontrolle zu haben, untergraben und dazu führen, dass man sich hilflos und abhängig fühlt. Genau das kann beim nächsten Schritt dann zu einem Konflikt führen, wenn nämlich die Umgebung von der Betroffenen verlangt, »das alles endlich hinter sich zu lassen« oder »das Beste aus der Situation zu machen«. Im schlimmsten Fall kann das Gefühl der fehlenden Kontrolle sogar ein Hindernis für einen guten Rehabilitierungsprozess darstellen.

Die Psychologen Glass und Singer arbeiteten mit der Frage, wie wichtig unser *Gefühl von Kontrolle in einer gegebenen Situation* ist, auch wenn wir in Wahrheit gar nicht die Kontrolle haben. Sie ließen zwei Gruppen exakt die gleichen Aufgaben ausführen. Einfache Mathematik- und Textaufgaben. Die eine Gruppe wurde beständig von unvorhersagbarem, lautem, unangenehmem Lärm unterbrochen, während die andere Gruppe in Ruhe arbeiten konnte. Nach einer kurzen Pause bekamen beide Gruppen neue Aufgaben, dieses Mal durften aber beide in Ruhe arbeiten, ohne unterbrochen zu werden. Wenn man nun die Resultate der zweiten Aufgabenreihe analysierte, bei der beide Gruppen unter anscheinend gleichen Bedingungen gearbeitet hatten, zeigte sich, dass die Gruppe, die während der ganzen Zeit in Ruhe gelassen worden war, die deutlich besseren Resultate hatte. Das deutet darauf hin, dass die Bedingungen im Grunde doch *nicht* gleich waren. Denn die Gruppe, die zuvor den unvorhersagbaren und unkontrollierbaren Störungen ausgesetzt gewesen war, hatte dieses Erlebnis mit in den zweiten Test genommen, indem es sie daran gehindert hat, ihre Bestleistung abzurufen. Man hatte ihnen die Kontrolle genommen, denn sie waren sich nicht sicher, dass es nicht wieder zu Störungen kam, wodurch sie sich nicht vollständig auf ihre Aufgaben konzentrieren konnten.

In ihrem nächsten Experiment gingen Glass und Singer noch weiter. Wieder nutzten sie zwei Gruppen zufälliger Versuchspersonen und baten sie, Textaufgaben zu lösen. Dieses Mal wurden aber beide Gruppen durch Lärm belästigt, ebenso intensiv, unangenehm und unvorhersagbar wie beim ersten Experiment. Aber in der einen Gruppe hatten alle Teilnehmer einen kleinen Schalter an ihrem Stuhl, und man sagte ihnen, der Lärm würde verschwinden, wenn sie diesen Schalter drückten. Gleichzeitig wurden sie darüber informiert, dass der Versuchsleiter es aber lieber sehen würde, wenn sie keinen Gebrauch von diesem Schalter machten. Das wäre wunderbar, aber sie dürften ihn, wie gesagt, auch benutzen. Keine der Versuchspersonen betätigte den Schalter. Dabei waren sich alle bewusst darüber, dass die Möglichkeit bestand. Als sie anschließend gefragt wurden, beteuerten sie, ihrer Empfindung nach die Kontrolle über die Situation gehabt zu haben. Beide Gruppen wurden exakt den gleichen Störungen ausgesetzt. Trotzdem unterschieden sich ihre Ergebnisse deutlich. Die Gruppe, die der Meinung gewesen war, es in der Hand gehabt zu haben, ihre Situation zu verbessern, schnitt klar besser ab als die Gruppe, die den unvorhersagbaren Störungen hilflos ausgesetzt gewesen war. Und das, obgleich ihre Situation rein äußerlich vollkommen gleich war und niemand die Schalter betätigt hatte. Das war gar nicht notwendig gewesen. Es reichte, diesen Schalter zu haben.

Selma Lagerlöf beschreibt das gleiche Phänomen in der Novelle »Das Schatzkästlein der Kaiserin«. Darin erzählt sie von einer armen Fischersiedlung, die von erfolglosen Jahren und Unwettern heimgesucht wird und in der die Bewohner schließlich so apathisch und angsterfüllt sind, dass sie nichts mehr tun können. In diese Fischersiedlung kommt jetzt die Kaiserin, und ihr tun die Menschen dort so leid, dass sie ihnen zur Sicherheit einen großen Schatz schenken will. Sollte alles schieflaufen und es keine andere Lösung geben, würde der Schatz sie alle retten. Der Schatz liegt in einer verschlossenen Kiste, und keiner der Einwohner weiß genau, was darin ist, nur dass dieser Schatz ungeheuer groß ist. An der Kiste befinden sich zahlreiche Schlösser, und die wichtigsten Männer der Siedlung erhalten je einen Schlüssel. Sie müssen sich also alle einig sein, dass die Not zu groß ist und es keinen anderen Ausweg mehr gibt, bevor die Kiste geöffnet werden kann. Und mit der Sicherheit, dass es nicht wirklich schiefgehen kann, fassen die Menschen der Siedlung wieder neuen Mut. Sie haben ihren Schalter bekommen, auf den sie drücken können, um sich im Notfall zu retten, und das reicht ihnen. Die Gewissheit über Sicherheit und Kontrolle ist genug, um wieder auf die eigenen Kräfte zu vertrauen, und die Siedlung blüht erneut auf. Selma Lagerlöf schließt ihre Erzählung damit, dass die Kiste nach vielen Generationen geöffnet wird. Nicht aus Not, sondern weil sie für das Wohlergehen der Gemeinschaft nicht mehr von Bedeutung ist. Da zeigt sich, dass der Schatz sehr bescheiden ist und kaum eine Bedeutung für die Siedlung gehabt hätte. Aber als Sicherheit und Kontrollmöglichkeit war er unschätzbar.

Und wir stehen wieder da mit unserem großen Dilemma. Wenn wir den Patienten die Verantwortung für ihre Handlungen zusprechen, riskieren wir, dass diese Verantwortung zu schwer auf ihnen lastet und dass sie der Kritik und der Verurteilung durch sich selbst und die Umgebung ausgesetzt und vor Angst, Scham und Schuld wie gelähmt sind. Doch nehmen wir ihnen die Verantwortung ab und erklären ihre Handlungen als unverschuldete Ausschläge ihrer Krankheit, nehmen wir ihnen auch die Kontrolle über ihre Lebenssituation und riskieren, dass sie passiv werden, antriebslos und vor Angst gelähmt. Zwischen diesen beiden Polen befinden sich die eingewiesenen Patienten. Der Kampf um Besserung verlangt ein sehr großes Gespür für Balance.

Symptome sind eine Art Sprache, die manchmal eine Antwort auf die geraubte Sprache geben kann. Es ist unverantwortlich und höchst ineffektiv, ein Symptom zu behandeln, ohne sich zu fragen, wofür dieses Symptom steht. Man darf nie vergessen, dass ein Teil der Symptome manchmal damit zusammenhängen kann, dass dem Patienten alle anderen Möglichkeiten genommen sind, seine Bedürfnisse auszudrücken, und er deshalb seine einzig verbliebene Möglichkeit nutzt. Andererseits sind Symptome oft eine sehr verarmte Sprache, mit der vermittelt werden soll, dass wir uns wünschen – jedenfalls die meisten von uns –, gesehen, anerkannt und geliebt zu werden, wenn diese Wünsche auch alle Anlass zur Scham geben. Wir brauchen Lob und Aufmerksamkeit in irgendeiner Form und mitunter auch die positiv erlebte Gemeinschaft mit anderen Menschen. Wir sind zeitweise in der Lage, viel auszuhalten, zeitweise wenig. Manchmal erreichen wir unsere Ziele und schaffen das, was wir uns wünschen, manchmal nicht.

Das Wichtigste ist deshalb, dass wir einander wieder und wieder sagen, dass wir alle nur Menschen sind, ob wir nun gerade Patienten, Ärzte oder Angehörige sind oder eine andere Funktion in der Gesellschaft haben. Menschen sind manchmal klug und erfolgreich, manchmal machen sie aber auch Fehler. Das ist völlig in Ordnung. Das ist eine Gesetzmäßigkeit. Selbst der schönste Rosenbusch sieht im Januar wie ein dornenbewehrtes Zweigwirrwarr aus. Rosen sind eben so. Wir müssen bloß berücksichtigen, in solchen Phasen keine wichtigen Entscheidungen zu fällen oder Prüfungen anzusetzen. Denn der Rosenbusch, der im Winter bereit für den Kompost zu sein scheint, kann im nächsten Sommer eine Offenbarung der Schönheit darstellen. Dinge verändern sich. Nichts blüht beständig. Und es ist wichtig, dass wir uns alle untereinander helfen, eine Gemeinschaft zu erschaffen, die Raum genug bietet und Zeit genug hat, damit keine Gewächse ausgerissen werden, bevor sie ihre Blütezeit erreicht haben.

Das, was bleibt

Ich hatte eine meiner so genannten guten Perioden. Ich selbst fand sie eigentlich nicht so besonders gut, sie war aber besser als die Alternative: völlig psychotisch und ohne jede Freiheit auf einer geschlossenen Station zu hocken. In diesen »guten« Perioden stand ich noch immer unter heftiger Medikation, konnte aber draußen wohnen oder auf einer offenen Station – und mir wurden Urlaubstage zugestanden. Jetzt hatte ich einen dieser Urlaube und bekam Besuch von meiner besten Freundin von früher. Ich hatte sie ein Jahr lang nicht gesehen, weil es mir so schlecht gegangen war. Vor meiner Krankheit waren wir fast täglich zusammen, in der Regel gingen wir endlos durch die Stadt und redeten über alles und jeden. Jetzt war sie zurück, und wir wollten wieder eine gemeinsame Tour machen. Und reden. Ich spürte, dass ich nicht so gut in Form war wie sonst und dass mich die Medikamente beeinflussten, konnte aber ohne allzu große Probleme laufen. Nach so langer Zeit auf der geschlossenen Station überwältigte mich die Welt mit ihren Menschen und Autos, mit ihren Vögeln und Fahrrädern und ihrem Leben. Aber es war nicht mein erster Freigang, so dass ich auch diesen verhältnismäßig gut meisterte. Dann jedoch war da noch das Reden. Ich hatte mich so darauf gefreut. Ich hatte es so vermisst, und ich fand es einfach großartig, mit einer Freundin zusammen zu sein, jemandem aus meinem Privatleben, einer Person, die nicht mit mir zusammen war, weil sie dafür bezahlt wurde, sondern weil sie Lust dazu hatte, weil wir Freundinnen waren oder das auf jeden Fall gewesen waren.

Aber was sollte ich sagen? Was sagt man, wenn man nach einer so langen Einweisung den Kontakt wieder aufnehmen will und wenn beide an der Schwelle zum Erwachsensein stehen und nicht wissen, wie man sich in Bezug auf schwierige, tabuisierte Themen wie psychische Erkrankungen und Einweisungen verhalten soll? »Sieh mal, ein Vogel«, sagte ich. »Ja!«, erwiderte sie. »Wie schön der war!« Dabei wussten wir beide, dass das nur eine Kohlmeise war. »Hier stinkt es aber«, sagte sie, als wir an der Müllhalde vorbeikamen. »Iiih, wie ekelhaft!«, sagte ich. Dabei roch die Müllhalde, wie sie immer gerochen hatte. Wir gingen schon seit zehn Jahren daran vorbei und wussten, dass wir den Gestank nie kommentiert hatten. »Schau mal, hier haben sie neu gebaut!«, sagte ich. Aber sie murmelte nur, dass das schon lange nicht mehr neu sei, wodurch sich der Abstand zwischen uns noch vergrößerte. Um den Schaden zu korrigieren, begann sie zu summen. »Ich bekomme dieses Lied nicht aus dem Kopf, ich bin es so leid, das kann einen richtig nerven, nicht wahr?« Aber ich hatte das Lied nie gehört, denn Radios waren auf der Station, auf der ich war, nicht erlaubt, so dass ich die größte Landplage des letzten Sommers überhaupt nicht mitbekommen hatte. Und dann herrschte wieder Stille zwischen uns.

Wir wollten so gerne kommunizieren, alle beide. Wir wollten miteinander reden, den Kontakt erneut aufnehmen, einander wiederfinden. Sie gab sich Mühe, ich konnte das spüren, und auch ich versuchte es. Doch es gab viel zu viel und viel zu wenig zu bereden. Natürlich konnten wir über die Krankheit, die Einweisung und all das Üble sprechen, das davor geschehen war, denn schließlich waren wir – zumindest damals – beste Freundinnen gewesen, die über alles reden konnten. Doch jetzt gab es diese Nähe nicht mehr, so dass die großen Themen zu übermächtig waren, um damit ein Gespräch zu beginnen. Ich hatte eine brutale Wirklichkeit erlebt, die ich mir so niemals vorgestellt hatte, und eine Welt mit Isolation, Fixierbetten, Selbstverletzung, Acting-out und brüllenden Stimmen erfahren. Ich wusste, dass ich schockiert, ja verängstigt gewesen wäre, wenn mir das jemand erzählt hätte, als ich noch gesund war. Und ich wollte meine Freundin nicht erschrecken oder quälen. Außerdem hatte ich nicht sonderlich Lust, über die Krankheit zu sprechen, schließlich tat ich das so oft. Jetzt wollte ich lieber die seltene Gelegenheit nutzen, etwas Gesundes zu tun. Die Krankheit und all die Dinge, über die man nicht reden konnte, das schafften wir nicht, zumindest noch nicht. Wir brauchten einen weniger belasteten Ausgangspunkt. Aber wir hatten keine gemeinsame Wirklichkeit mehr. Sie hatte die Schule, wusste aber, dass ich abgebrochen hatte und dass sich meine Klasse von mir losgesagt hatte, so dass auch das kein neutrales Thema war. Geschichten aus der Krankenhausroutine, die nicht schlimm oder beklemmend waren, sondern nur natürlich, waren für jemanden, der noch nie auf einer geschlossenen Station in einem Krankenhaus gewesen war, so fremd, dass sie nur noch mehr verdeutlicht hätten, in welch unterschiedlichen Welten wir lebten. Ich war nicht im Kino gewesen, hatte kaum einmal ferngesehen, nicht Radio gehört und nur wenig Musik. Ich war nirgendwo gewesen, konnte nichts berichten und hatte auch nichts getan, über das es sich zu reden lohnte. Das war bei ihr natürlich anders, und so erzählte sie ein bisschen, während ich nur zuhörte, doch wir spürten beide, wie einseitig das war. Sie erzählte, und ich hörte zu. Zwei vollkommen getrennte Welten. Hätten wir nur etwas finden können, das wir noch immer gemeinsam hatten, etwas, das wir hätten teilen können und das uns miteinander verbunden hätte, während wir es teilten! Wir gaben uns alle Mühe, doch ohne rechten Erfolg: »Sieh mal, noch ein Vogel! Wie viele Kohlmeisen es in diesem Jahr gibt!«

Als sie das nächste Mal bei Mama anrief, um zu fragen, ob

wir einen Spaziergang machen könnten, bedrängten mich die Stimmen zu sehr, als dass ich es gewagt hätte, nach draußen zu gehen. Sie hat nie wieder angerufen.

Es war nicht so, dass ich nicht wollte, nein, ich wollte. Mir fehlte wirklich eine Freundin. Eine, die mich kannte und sich um mich sorgte, weil sie Lust hatte, mit mir zusammen zu sein. Eine, die mich als Arnhild kannte und nicht als Diagnose. Ich hatte sie auch vermisst, als Mensch und Person, mit all ihren Eigenheiten. Sie war die, die sie war, und konnte von niemandem ersetzt werden, weil die Gemeinschaft, die wir hatten, allein uns gehörte und deshalb von ganz besonderer Bedeutung für uns war. Ich hatte mich danach gesehnt, wieder mit ihr zusammen zu sein. Aber genau deshalb tat es so weh, sie zu treffen, bei ihr zu sein und ihr doch nicht nah zu sein. Solange die Sehnsucht eine äußere Empfindung war, dadurch begründet, dass wir uns an unterschiedlichen Orten befanden, war es möglich, damit umzugehen. Dass wir jetzt zusammen waren und uns trotzdem nicht finden konnten, tat einfach zu weh. Es war alles wie früher, aber trotzdem war nichts so wie früher, und ich trauerte über etwas, das da war, aber trotzdem verloren. Das alles war viel zu kompliziert und traurig. Ich konnte diese Trauer nicht fassen und wusste nicht, wie ich mich dem Chaos stellen sollte, das sich vor mir auftürmte. Also verwies ich es aus meinem Bewusstsein und ließ sich die Stimmen darum kümmern. Es war ihre Schuld, dass ich nicht mehr mit ihr zusammen sein konnte. Kurze Zeit später wurde ich wieder eingewiesen. In diesen Phasen durfte ich weder sie noch jemand anderen sehen, so dass ich sie wieder vermissen konnte und traurig sein, ohne mir Gedanken über jemanden machen zu müssen, der tatsächlich neben mir ging.

Das nächste Mal, dass ich sie sah, war viele Jahre später. Wir waren beide älter und reifer, und ich hatte eine Therapeutin gefunden, die sich für das Leben interessierte, das ich gerade führte, und die mir Raum gab, die Zusammenhänge zwischen den Symptomen und meinem Leben zu erforschen. Außerdem hatte ich mehr über die Menschen und das System gelernt und erkannte noch besser, dass wir beide vermutlich gleich viel Angst hatten. Ich war deshalb für dieses Treffen ein bisschen besser gerüstet. Und außerdem hatte ich dieses Mal etwas sehr Wichtiges: Ich hatte etwas zu erzählen! Denn die letzten Stationen, auf denen ich gewesen war, hatten gute Arbeitszimmer, so dass wir viel Spannendes hatten machen können. Und da wir beide Handarbeiten lieben, konnte ich darüber reden. Ich war sogar einmal Skifahren gewesen, und da wir, was das angeht, gleichermaßen unbegabt sind, konnte ich auch darüber Witze machen. Ich war im Kino gewesen, mehrmals, hatte ferngesehen und Musik gehört. Und das Beste von allem – ich hatte wieder mit ein paar Fächern an der Schule begonnen, die gleich neben der Klinik lag, so dass wir beide über eine Schulklasse und eine Form von »Ausbildung« reden konnten. Ich hatte etwas, das einem Leben glich, weshalb es leichter war, sich mit Menschen zu umgeben, die ihre Leben lebten. Und mit der Zeit war es auch für mich möglich, mir mein eigenes, vollständiges Leben zu erschaffen. Aber in der Startphase brauchte ich etwas Hilfe.

»Das nächste Mal, dass ich sie sah, war viele Jahre später«, habe ich so einfach geschrieben. Das ist wirklich einer der Vorteile beim Schreiben. Mit wenigen Worten kann man ganze Jahre überspringen. Es erweckt den Eindruck, als hätte ich diese Zeit in einer Tiefkühltruhe verbracht oder sonst irgendwo sicher aufbewahrt, bis die Welt sich besserte. Dem war aber nicht so. Ich machte, was alle machen, lebte mich durch die Jahre, einen Tag nach dem anderen. Wurde ein bisschen behandelt und verbrachte den Rest meiner Zeit allein, wenn ich nicht mit meiner Familie zusammen war oder mit den Angestellten des öffentlichen Gesundheitssystems. Auch wenn ich jemanden vermisste, der mich als Freundin kannte und nicht als Patientin, hatten die Angestellten durchaus auch

Vorteile. So erwarteten sie in der Regel nicht, dass auch ich ein Leben hatte. Sie kannten meine Situation, hatten meine Krankenakte gelesen und stellten nur selten schwierige Fragen, die ich nicht beantworten konnte. Nur einmal gab es eine Schwester, die mich nicht kannte. Ich war auf einer neuen Station und saß im Aufenthaltsraum, als sie mich fragte, wo ich wohnte. Ich nannte ihr meine Zimmernummer. »Nein«, erwiderte sie, »wo du wohnst, deine Adresse?« Und da verstand ich, was sie vorhatte, meine Zurechnungsfähigkeit war so oft getestet worden, dass ich peinlich genau darauf achtete, immer zu wissen, welchen Tag wir hatten und wie die Adresse der Klinik lautete, in der ich mich gerade befand. Aber auch das war nicht die richtige Antwort. »Wir sind hier in einer Klinik, ja«, antwortete sie, »aber wo wohnst du?« Ich gab ihr verwirrt zu verstehen, dass ich doch hier wohnte, und schließlich kam eine andere Schwester hinzu und erklärte ihr, dass ich aus einer anderen Klinik überstellt worden sei und davor auch schon in einem dritten Hospital gewohnt habe, in das ich damals als akuter Fall eingeliefert worden sei. Ich hätte zwar noch eine Postanschrift bei meinen Eltern, doch hätte ich dort schon seit Jahren nicht mehr gewohnt.

Zu Hause sei dort, wo man seine Zahnbürste hat, und jetzt sei meine Zahnbürste eben hier. Bis ich samt meiner Zahnbürste wieder an einen anderen Ort verfrachtet würde. Das verstand die andere Schwester wie auch fast alle anderen vom Personal. Das heißt, sie fragten mich nicht mehr, wo ich wohnte, ob ich arbeitete oder zur Schule ging, wie meine Freunde hießen, was ich in meiner Freizeit gerne täte oder was ich machen wollte, wenn ich wieder nach Hause käme. All diese Fragen quälten mich nur, weil es keine Antworten darauf gab. Deshalb stellten sie sie nicht. Aber über etwas mussten wir ja reden an all den Tagen und Abenden, an denen sie mich auf irgendwelchen Spaziergängen begleiteten oder sich im Aufenthaltsraum oder in meinem Zimmer um mich kümmerten. Auf den Stationen gab es wenig Kohlmeisen, aber das war auch nicht nötig, denn die Schwestern waren ja medizinisch geschult, so dass es immer einen Wolf oder zwei gab, über die wir reden konnten. Oder über meine Stimmen oder was mich jeweils am meisten quälte. Denn in der Regel gab es etwas, das mich quälte.

Es gibt noch einen dritten Ansatzpunkt, um die Symptome zu verstehen, nämlich, Symptome als Gewohnheiten oder als Kompensation für ein ansonsten sinnvolleres Leben. Denn selbst wenn das Leben so unendlich langweilig ist wie für einen schizophrenen Patienten, müssen die Tage ja irgendwie verbracht werden. Ich musste irgendetwas tun, musste über etwas reden, und wenn es nichts zu tun oder zu bereden gab, musste ich ja an etwas denken. Und da es oft sehr wenig zu tun, zu reden und auch zu denken gab, blieben mir nur noch meine Symptome, um einem langweiligen Leben einen gewissen Inhalt zu geben und um etwas zu erzählen zu haben.

Ich weiß, dass einige der Stimmen darin ihren Ursprung hatten. Diese Stimmen stammten aus dem Grenzland von Tagträumerei und Phantasie, in der Regel waren sie freundlich und blühten auf, wenn mir langweilig war. Ich hatte eine gewisse Kontrolle über diese Stimmen, was ich selbst auch so erlebte. Dies waren die »netten« Stimmen, die ich rufen konnte, wenn ich sie mir wünschte, und die mich an meine Phantasien erinnerten, die ich hatte, wenn ich allein auf dem Schulhof stand und niemanden zum Reden hatte. In Perioden vollkommener Abschirmung gab es viele davon, und als ich zehn Wochen auf der Isolation war, wurden es sehr viele. Da kam zu guter Letzt auch Papa zu mir, der zwölf Jahre zuvor gestorben war, und erzählte mir Märchen. Denn ich war einsam und verzweifelt, und mein Hirn suchte verzweifelt nach etwas, an das es sich klammern konnte, am besten etwas Gutes. Deshalb schenkte es mir das – denn Papas Märchen waren gut.

Auch andere Symptome konnten in dieser Weise eingesetzt werden. Auf einer sehr langweiligen Station mit viel Kontrolle und wenig Herausforderungen verwendete ich den Großteil meiner intellektuellen Ressourcen darauf, mir Gegenstände zu beschaffen, mit denen ich mich verletzen konnte. Ich schmuggelte sie in mein Zimmer, ohne dass meine Aufpasser etwas bemerkten, und suchte immer neue, abwegige Verstecke, die bei den Zimmerdurchsuchungen nicht kontrolliert wurden. Die eigentliche Selbstverletzung war etwas anderes und hatte andere Bedeutungen, aber die Jagd, die Entdeckung brauchbarer Gegenstände, das Entwickeln einer Strategie, wie ich sie mir beschaffen, sie still und heimlich zerschlagen und die Scherben irgendwo verstecken konnte, waren wirklich eine Art Unterhaltung für mich. Es heißt ja, dass der Müßiggang die Wurzel allen Übels ist, und auch wenn er definitiv nicht die Wurzel ist oder mein grundlegendes Problem, so verbesserte er die Situation wirklich nicht.

Ich konnte die Symptome sowohl für mich verwenden, als Unterhaltung und Lebensinhalt, als auch als Gesprächsthema mit dem Personal und anderen. Bei dem Fachpersonal hatte ich das Gefühl, nicht über alles reden zu können, über ganz gewöhnliche Sachen zum Beispiel – außerdem gab es davon ja nicht so viel –, so dass ich auf meine Symptome zurückgriff. Das war etwas, auf das ich mich verstand. Überdies hatte ich auch den Eindruck, dass sie das von mir erwarteten. Heute denke ich, dass sich das Personal bestimmt darüber gefreut hätte, wenn ich mit ihnen einmal über ganz gewöhnliche Sachen gesprochen hätte. Damals dachte ich, ich würde sie verärgern und dass sie mich dann womöglich stehen lassen würden. Und jetzt, da ich auf der anderen Seite stehe, passiert es, dass mir Patienten erzählen, sie hätten das Gefühl, mit Pflegepersonal, Ärzten oder Betreuern über nichts anderes reden zu können als über Krankheit. Aber man kann es doch, und manchmal ist es gerade das, was man am dringendsten lernen muss, um wieder ein normales Gespräch führen zu können.

Symptome machen mich immer ein bisschen neugierig. Es

gibt so wenige endgültige Antworten und so viele mögliche Ansatzpunkte. Das gleiche Symptom kann je nach Situation und Person so viele Bedeutungen haben. Das schafft die Grundlage für eine gesunde Neugier. Und für Demut. Denn auch wenn es nicht immer notwendig ist, die Ursache eines Symptoms zu verstehen, ist es in der Regel klug, sich ein paar Gedanken über die *Funktion* eines Symptoms zu machen, um den Patienten richtig behandeln zu können. Und da kann es oft richtig sein, alle Diagnosehandbücher und Krankheitsbeschreibungen in den Wind zu schießen und sich stattdessen auf die einzelne Person und Situation zu konzentrieren. Wer bist du? Und in welchem Kontext bist du wirklich du selbst? Denn Menschen sind nie Menschen ganz allein. Menschen sind immer Bestandteil irgendeines Systems. Sie können diese Systeme ändern, aber die Systeme können auch die Menschen ändern. Und wollen wir den Einzelnen verstehen, müssen wir nicht nur ihn betrachten, sondern auch das Ganze. Wir werden auch dann nicht alles verstehen, aber vielleicht ein bisschen mehr, als wenn wir uns nur auf die Diagnose konzentrieren. Denn Diagnosen können nur beschreiben. Wollen wir verstehen, müssen wir uns mit dem Menschen auseinandersetzen.

Geschichten über die Systeme

Liebesrosen und professionelle Schnitte

Die ganze Woche schon lief ein Kongress in der Klinik, an dem Fachleute aus dem gesamten Norden über Psychosen und Behandlungsmöglichkeiten diskutierten. Wir Patienten nahmen natürlich nicht teil, wir waren ganz selbstverständlich nicht willkommen, wussten aber trotzdem darüber Bescheid, da es reichlich Änderungen des Stationsprogramms gab, um dem Personal die Teilnahme an den Kursen und Seminaren zu ermöglichen. Jetzt war Freitag, und es sollte wie üblich Kaffee auf der Station geben. Uns war gesagt worden, dass ein paar Konferenzteilnehmer mit uns Kaffee trinken würden. Auch ich war gebeten worden, gemeinsam mit den anderen in den Aufenthaltsraum zu kommen. In der Regel durfte ich das nicht, da der Kaffee in normalen Tassen serviert wurde und ich die üble Angewohnheit hatte, die Tassen zu zerbrechen, um mich zu schneiden. Ich glaube, das Personal war das genauso leid wie ich, und ich *weiß,* dass ich mir oft wünschte, es einfach sein lassen zu können. Diesen Schritt wagte ich aber wegen des Kapitäns, der anderen Stimmen und meines privaten Weltbilds einfach nicht. Wenn ich also einmal vom Kapitän die Erlaubnis erhielt, Kuchen zu essen und Kaffee zu trinken, dann immer nur bei mir im Zimmer auf einem Pappteller. Das war mir nur recht, es war wenigstens eine Art Wochenabschluss, der in der Regel damit endete, dass ich den Pappteller und die Serviette aufaß.

Manchmal deckten sie auch im Aufenthaltsraum mit Pappservice, und dann durfte ich mit den anderen essen. Das war in der Regel noch besser, weil ich so ein Teil der Gemeinschaft sein durfte. Dabei barg diese Gemeinschaft auch Schwierigkeiten, denn ich entwickelte häufig schreckliche Ängste, was dann oft zu Chaos auch bei den anderen führte. Manchmal fand ich es selbst auch eklig, meinen Teller zu essen, während die anderen zusahen. Aber man gewöhnt sich ja an alles, und ich war ja auch nicht ohne Grund dort, wo ich war. Außerdem wussten wir alle über die Eigenheiten der anderen Bescheid. Das Leben war einfach so. Und an diesem Tag war das Leben das »Freitagskaffee-im-Aufenthaltsraum-Leben«. Okay. Es würde vielleicht etwas peinlich werden, wenn der Kapitän mich vor den Augen der Fremden zwang, meinen Teller zu essen, doch andererseits war es toll, mal wieder andere Gesichter zu sehen, ich war ja fast nie vor der Tür, so dass jeder Neue, der zu uns hereinkam, eine willkommene Abwechslung darstellte. Doch ja, es würde gut werden.

Ich hatte im Speisesaal mit meiner Begleitung Karten gespielt, und als ich in den Aufenthaltsraum gebracht wurde, sah ich, dass die anderen Patienten, das Personal und ein paar Gäste bereits gekommen waren. Ich sah auch, dass Gläser auf den Tischen standen, und wusste, was ich zu tun hatte. Es war aussichtslos, ich wusste, dass ich es nicht schaffen würde und alles nur in Chaos und Erniedrigung enden würde. Auf der anderen Seite fürchtete ich die tagelange Bestrafung durch den Kapitän, wenn ich es nicht wenigstens versuchte. Also nahm ich mein Glas, warf es zu Boden und war bestrebt, mir so schnell wie möglich eine Scherbe zu greifen und mich damit zu schneiden, ehe sie dazwischengingen. Mir gelang ein relativ guter Schnitt, ehe das Personal mich packte, mir die Scherbe aus den Händen riss und mich über den Flur fortzog. Ich wand mich hin und her, um mich zu befreien und zurück zu den Scherben zu kommen, der Kapitän und die anderen Stimmen brüllten wütend in meinem Kopf, und ich wusste, dass ich jetzt in meinem

Zimmer eine ganze Weile mit ihnen zu kämpfen hatte, da ich die Chance nicht wirklich genutzt hatte. Mir graute vor dem Kampf, der kommen würde, und ich schämte mich dafür, dass mich diese Fremden so gesehen hatten. Strampelnd und weinend wurde ich über den Flur gezogen, und während mir das Personal auf die Haare trat, mein Pullover hochrutschte und die Krusten der alten Wunden an meinen Armen abgescheuert wurden, wusste ich, dass das nur der Anfang war. Der wirkliche Kampf mit Krämpfen, Kopfschlagen, Brüllen und einer Angst, wie ich sie heute nicht mehr beschreiben kann, stand mir noch bevor. Meine Welt würde sich auflösen, wenn mich das Personal in meinem Zimmer losließ und mir nur ein einfacher Holzstuhl blieb, um mich gegen ein Rudel Wölfe, den Kapitän, die Wilddruden und meine enorme Selbstverachtung zu verteidigen.

Wir kämpften uns über den Flur und kamen zu meinem Zimmer. Als das Personal die Tür öffnete, taumelte ich in den Raum, bereit, das Erstbeste zu ergreifen, um nicht wehrlos dem Lärm und dem Chaos gegenübertreten zu müssen. Aber das Zimmer war beinahe leer. Stühle und Bücher waren weggeräumt, und es gab nichts, das ich packen konnte. Das Zimmer war gerupft. Und plötzlich schoss ein eiskalter, glasklarer Gedanke durch meinen verwirrten Kopf. Sie hatten gewusst, dass es so kommen würde. Es war alles geplant gewesen. Der Tisch, auf dem die Gläser standen, die Einladung. Und dann kam der nächste Gedanke, ebenso eiskalt wie der erste: die Gäste. Die Konferenzteilnehmer – war das ihnen zu Ehren? Eine kleine praktische Demonstration der vorhersagbaren Reaktion des Falles Arnhild auf einen mit Gläsern gedeckten Tisch? Ich wurde wütend. Die Stimmen ebenfalls, was ja logisch war, schließlich war das ich. Und wir – die Stimmen und ich – waren uns über eine Sache vollkommen einig: Sie hatten schon mehr als genug bekommen, weiteren Nutzen sollten sie aus dieser gestellten Situation nicht ziehen. Stattdessen schimpfte ich sie nach allen Regeln der Kunst aus, sagte ihnen, was ich von ihrem Vorgehen hielt, und verlangte meine Möbel zurück. Ich bekam sie nicht. Und ich schaffte es nicht, weiter darum zu kämpfen. Nicht an diesem Tag.

Ich setzte mich vollkommen still auf mein festgeschraubtes Bett. Ich hatte einen Bewacher, durfte nie allein sein, weshalb ich einfach nur dasaß. In der Tür saß eine der Schwestern auf einem Stuhl und beobachtete mich. Es war Freitagnachmittag, Herbst, Halbdunkel in meinem Zimmer ohne Glühbirne. Hätte ich allein sein dürfen, hätte ich geweint. Aber ich war nicht allein. Deshalb saß ich einfach nur da, während Körper und Herz und verletzter Stolz im Takt wehtaten und ich mich fragte, warum zum Teufel ich lebte.

Jetzt, beim Schreiben, denke ich: Das kann nicht stimmen, das kann nicht so geplant gewesen sein, das können sie mir nicht angetan haben, nur um mein Verhalten zu demonstrieren, schließlich war das eine Klinik, und so grausam können doch Ärzte nicht sein. Es kann nicht so gewesen sein. Aber die Wahrheit ist, dass ich die Wahrheit nicht kenne und nicht weiß, welche Pläne und Motive sie hatten. Ich weiß, wie ich es erlebt habe, aber ich weiß auch, dass ich sehr verwirrt war und manches fehlgedeutet haben kann. Das Problem ist nur, dass ich mich auch an die realen Umstände erinnern kann. Ich finde auch jetzt noch keine andere Erklärung dafür, dass mein Zimmer ausgeräumt war, als dass sie davon ausgegangen sind, ich würde während des Kaffees unruhig werden. Und wenn sie das erwartet hatten – warum hätten sie sich dann die Mühe gemacht, mein Zimmer auszuräumen, statt zu verhindern, dass eine solche Situation überhaupt erst entsteht? Ich weiß es nicht und werde es vermutlich auch nie erfahren. Was ich weiß, ist, dass sie Wahnsinn erwarteten und ihn auch bekamen. Auf jeden Fall eine gewisse Zeit lang, ehe sich der Wahn in Wut und Trauer wandelte. Denn trotz meiner Krankheit reagierte ich vollkommen normal darauf, manipuliert und hintergangen worden zu sein: Es tat weh. Und es tat auch weh, dass sie meinen Schmerz vorhergesehen und nicht das Geringste getan hatten, um ihn zu mildern, sondern stattdessen nur ihren eigenen Aufwand vermindert hatten. Das war vielleicht der größte Verrat von allen.

Ich glaube aber nicht, dass es so gedacht war. Egal, was der Grund war, welche Motivation sie hatten, ob es nun Planung war oder das Fehlen einer solchen, so glaube ich nicht, dass es böse gemeint war. Unverstand möglicherweise, vielleicht die fehlende Fähigkeit, meinen Schmerz zu erkennen und zu verstehen, dass solche Geschehnisse wehtun. Auch wenn ich selbst den Startschuss gegeben hatte, indem ich das Glas zerschlug, heißt das noch lange nicht, dass ich das wollte, sondern nur, dass ich keine Alternative hatte. Vielleicht dachten sie, ich sei so krank, dass ein bisschen mehr oder weniger keinen Unterschied machte und ich es kaum merken und mich gewiss nicht so darum kümmern würde wie andere Menschen. Vielleicht dachten sie, ich würde keinen Schmerz empfinden, weder physisch noch psychisch, nicht so wie sie, oder dass mir die Demütigung nichts ausmachte, weil ich es so gewohnt war, gedemütigt zu werden.

Solche Gedanken wären nicht wirklich erstaunlich, denn diese Menschen wateten bei jedem ihrer Arbeitstage bis zu den Knien durch meinen Schmerz und mussten sich über Monate hinweg jeden Tag mit meinem Blut, meiner Selbstverletzung und meinen Schreien auseinandersetzen. Wären sie davon ausgegangen, dass ich ein Mensch wie sie war und Schmerz und Demut ebenso empfand wie alle anderen, wäre ihr Job unerträglich gewesen. Und er war ja bereits hart. Vielleicht lag auch einfach Müdigkeit diesem Geschehnis zugrunde. Ein müdes Pflegeteam mit vielen jungen, noch in Ausbildung befindlichen Helfern und viel zu wenig Führung und Unterstützung. Ich könnte es sehr gut verstehen, wenn sie nach Wochen der Plackerei das Bedürfnis verspürt hätten, jemandem von außerhalb vorzuführen, mit was sie täglich zu kämpfen hatten und wie schwierig ihre Arbeit war. Dass sie das Bedürfnis hatten, gesehen zu werden und Anerkennung für ihre harte Arbeit zu erhalten. Das macht es nicht besser oder humaner und ist auch nicht fachlich zu rechtfertigen, aber es lässt es verständlicher werden. Menschlicher. Nur dass es dadurch nicht weniger schmerzhaft wird.

Viel später, es war inzwischen Frühling, sollte ich die Erlaubnis erhalten, einen Besuch zu Hause zu machen. Es war über ein Jahr her, dass ich das letzte Mal zu Hause gewesen war, und ich freute mich sehr, obwohl es kein richtiger Urlaub war, sondern nur ein paar Stunden Besuch in Begleitung von zwei Betreuern. Mama hatte vorher auf der Station nachgefragt, was sie besonders berücksichtigen müsse oder woran sie denken solle. Man riet ihr, alle Messer und spitzen Gegenstände wegzuräumen und alle zerbrechlichen Dinge, die ihr besonders am Herzen lagen. Und sollte sie mir etwas anbieten wollen, dann bitte auf einem Pappteller.

Natürlich wollte mir Mama etwas anbieten. Sie ist eine Mutter, eine fürsorgliche noch dazu, und wenn ihre jüngste Tochter nach über einem Jahr nach Hause zu Besuch kommt, wollte sie auch etwas Schönes für sie machen. Es war Frühling, und sie hatte Erdbeeren gekauft. Sie hatte Sahne geschlagen, wie ich es am liebsten mochte, und meinen Lieblingsschokoladenkuchen gebacken. Und das Thema Pappteller hatte sie ausführlich und lange mit meiner großen Schwester diskutiert. Sie waren beide zum gleichen Schluss gekommen.

Als ich dann an einem Tag im Mai nach Hause kam, war mein Zimmer bereitet, und auf dem Nachtschränkchen standen frische Blumen, obgleich ich nur ein paar Stunden dort sein würde. Ich ließ mich auf mein Wasserbett fallen und spürte, dass es geheizt war. Ein Jahr, nachdem ich zuletzt zu Hause gewesen war und ohne jede Aussicht auf die Erlaubnis, bei ihr übernachten zu dürfen, hatte meine Mutter trotzdem die Heizung angeworfen. Das Bett war bereit und wartete darauf, dass ich nach Hause kam. Und im Wohnzimmer war der Tisch gedeckt. Frische Blumen, gesticktes Tischtuch – und die Tassen mit den Rosen. Das geerbte Service. Die schönsten und vornehmsten Tassen, die Mama hat, aus dünnem, sehr dünnem Porzellan, verziert mit zarten, hellrosa Rosen und geschwungenen Goldrändern. Jede Tasse ein kleines, nostalgisches Wunder filigraner Schönheit.

Mama hatte mich schon so oft Tassen zerschlagen sehen. Sie wusste, wie blitzschnell ich sein konnte und wie unmöglich es war, mir Einhalt zu gebieten. Trotzdem hatte sie den Tisch mit ihren Rosentassen gedeckt, in blindem Vertrauen zu dem Menschen, der schon so oft bewiesen hatte, dass man ihm ganz sicher keine Tassen anvertrauen durfte. Und natürlich zerbrach ich sie nicht. Natürlich nutzte ich ihr Vertrauen nicht aus. Die Tassen, ja der ganze Tisch, zeigte mir mehr als deutlich ihre Erwartungen: Du bist noch immer mein Mädchen, Arnhild. Du bist noch immer diejenige, die etwas Schönes zu schätzen weiß und die ihre Familie in Ehren hält, die Traditionen und die wichtigen Dinge im Leben – wie die Schönheit. Nie wirst du so verrückt sein, das Schöne und Wertvolle zu zerstören, nie wirst du so krank sein, dass du nicht zu schätzen weißt, was Schönheit ist. Du bist noch immer unser Mädchen. Hier, bei uns zu Hause, bist du keine schizophrene Patientin, hier bei uns bist du Arnhild.

Ich werde das nie vergessen. Nach Monaten und Jahren, in denen von mir nichts als Verrücktheit erwartet wurde, in denen nur die Diagnosen und Beschreibungen zählten, wurden mir ein paar strahlend helle Maistunden gewährt, in denen ich Tee und Vertrauen aus hauchdünnem Porzellan schlürfte. Es war überwältigend, großartig und genau das, was ich in diesem Moment brauchte.

Es geht bei diesem Beispiel um zwei vollständig unterschiedliche Erwartungen. Aber Erwartungen können auch indirekter ausgedrückt werden, und auch das kann einen großen Effekt haben. Ein Beispiel aus einem anderen Frühjahr: Nach einem Winter, in dem ich fast die ganze Zeit über interniert gewesen war und nur selten für wenige Stunden hinausgedurft hatte, sollte ich an einem Samstag für ein paar Stunden die Erlaubnis bekommen, mit Mama nach Hause zu fahren. Es war Ende April, und der Sommer war ganz plötzlich gekommen. In nur wenigen Tagen war aus dem kalten, nassen Spätwinter strahlender Sonnenschein und wohlige Wärme geworden. Ich freute mich sehr darauf, ein paar Stunden rauszukommen, hatte aber das Problem, dass ich nur Winterkleider in der Klinik hatte, so dass ich nichts anzuziehen hatte, was zu dem Wetter passte. In Ermangelung von etwas Besserem zog ich einen blauen Baumwollrock an, der ganz in Ordnung, aber nicht sonderlich schön war, und ein fast neues Pyjamaoberteil in Weiß und Hellgrün. Es war nicht schön, ging aber einigermaßen. Mama kam und wurde von einer lächelnden, hyperfreundlichen Schwester in mein Zimmer geführt, die ihr erzählte: »Arnhild hat sich so auf Ihren Besuch gefreut und sich extra fein gemacht, um nach Hause zu fahren!« Mama kommentierte das nicht, und ich sagte auch nichts, aber kaum war die Schwester durch die Tür, fragte sie mich, ob ich nichts anderes anzuziehen hätte. Ich antwortete ihr wahrheitsgemäß, dass ich nichts hätte, aber hoffte, Zeit genug zu haben, um in ein paar Geschäfte zu gehen, damit ich Sommerkleider bekam. Und das taten wir. Es war weder für Mama noch für mich von sonderlich großer Bedeutung, ob ich draußen wie eine Vogelscheuche herumlief, wenn es keine Alternativen dazu gab. Aber es war schrecklich demütigend, dafür gelobt zu werden, schick auszusehen, wenn man sich bewusst ist, dass das ganz und gar nicht der Fall ist. Konnte man deutlicher zeigen, welchen Maßstab man anlegte, um meine Leistungen zu messen? Ich wusste, wie ich aussah, ich wusste es sehr gut, und wenn das *gut* war, dann auf jeden Fall nicht nach normalen Maßstäben.

Es ist uns Menschen nicht egal, mit welchen Erwartungen man uns begegnet. Erwartungen können direkten Einfluss auf unser Verhalten haben und auf das, was wir tatsächlich leisten. »Dir geschehe, wie du geglaubt hast«, steht in der Bibel, und was wir von uns oder anderen in einer bestimmten Situation erwarten, kann entscheidend dafür sein, wie sich diese Situation letztlich entwickelt (siehe auch: Atkinsin et al, 1996, für eine Übersicht).

Ein wichtiges Element in Bezug auf Erwartungen ist unser eigener Glaube daran, welche Möglichkeiten wir in der Zukunft haben. Was können wir schaffen? Wie wahrscheinlich ist es, dass wir das Ziel erreichen? Es tut weh, mit sich und seiner Geschichte zu arbeiten und zu sehen, was man getan und nicht getan hat und in welche Situation man durch andere Menschen geraten ist. Und alle, die einmal versucht haben, mit dem Rauchen oder dem Fingernägelkauen aufzuhören oder mit irgendeiner anderen Angewohnheit, wissen, dass es an sich schon ein harter Job ist, sich zu verändern und neue Reaktionsmuster zu finden. Wenn man dann kein Bild von sich selbst vor Augen hat, das einen als gesunden, arbeitenden, selbstständigen Menschen zeigt, ist es natürlich umso schwerer, eine Änderung zu bewirken. Deshalb sind alle Behandlungsstrategien und Informationen so falsch, die den Menschen die Fähigkeit nehmen, sich selbst »schon morgen« wieder als gesund zu sehen, oder den Glauben daran, dass man sich heute zwar noch in einem Schweinestall befindet, schon bald aber wieder frei über die Savanne laufen wird, weil man die Kraft eines Löwen in sich trägt.

1969 gab der amerikanische Wissenschaftler Scott ein Buch heraus, das den Titel trug *The Making of Blind Men*, was wörtlich übersetzt bedeutet »Die Erschaffung blinder Menschen«. In diesem Buch zeigt Scott, wie die Diagnose die Grundlage dafür bieten kann, in eine Krankenrolle zu schlüpfen, und wie diese wiederum zu funktionellen Einschränkungen führen kann. Er geht von der geltenden juristischen Definition für Blindheit aus: Eine Person mit weniger als zehn Prozent Sehkraft auf dem besseren Auge ist blind mit einem Rest Sehfähigkeit, eine Person mit mehr als zehn Prozent Sehkraft auf dem besseren Auge ist sehend mit Sehbehinderung. In der Praxis hat es keine sonderliche Bedeutung, ob jemand neun oder elf Prozent Sehkraft auf dem besseren Auge hat, aber irgendwo muss man ja die Grenze ziehen. Und nachdem der Unterschied erst markiert und diagnostiziert war, entdeckte Scott, dass die Konsequenzen dieses ursprünglich unbedeutenden Unterschiedes gravierend waren. Die sehenden, sehbehinderten Personen bekamen Hilfe von Ärzten und Optikern, um die verbliebene Sehkraft bestmöglich zu nutzen. Sie erfuhren auch Unterstützung dabei, ihr häusliches Umfeld und ihren Arbeitsplatz einzurichten, indem spezielle Lichtquellen, Vergrößerungsgläser, Lupen und Ähnliches bereitgestellt wurden. Doch ansonsten wurde von ihnen erwartet, wie »alle anderen« zu funktionieren. Was sie laut Scotts Studien auch taten. Die blinden Personen hingegen erfuhren die Unterstützung anderweitig, nämlich dort, wo man ihr Hauptproblem vermutete, bei den sozialen und psychologischen Konsequenzen ihrer Blindheit. Ihnen wurde die Hilfe von Sozialarbeitern und Psychologen angeboten, um ihre Behinderung zu akzeptieren. Es wurde als entscheidend für eine geglückte Rehabilitierung angesehen, dass diese Personen die »Realität erkannten«, »Verständnis für ihre Krankheit« entwickelten und akzeptierten, dass »ihr altes Leben« als Sehende definitiv vorbei war.

Scott zeigte weiter, dass Patienten, die sich weigerten, dieses Modell zu akzeptieren, konsequent bestraft wurden, zum Beispiel durch mangelndes Entgegenkommen der behandelnden Ärzte, negative Rückmeldungen und reduzierten Zugang zu Ressourcen wie Arbeit, Rehabilitierungsmaßnahmen und praktischer Hilfe. Die Ärzte wollten ihre Patienten vermutlich nicht bestrafen, und wären sie befragt worden, hätten sie das gewiss geleugnet. Sie wollten ihren Patienten, wie die meisten Ärzte, bestimmt helfen, ihre neue Situation anzuerkennen, und vermutlich glaubten sie wirklich, dass es falsch wäre, sie weiter in dem Programm zu betreuen, bevor sie die notwendigen Einsichten gewonnen hätten. Die Sprache ist ein kraftvolles Werkzeug, sie hat die Macht zu definieren, so dass die gleiche Handlung je nach Blickwinkel mal als gut begründete Behandlung, mal als Strafe beschrieben werden kann. Das Resultat dieses Behandlungsmusters war auf jeden Fall, dass der ursprünglich geringfügige Unterschied zwischen neun und elf Prozent Sehkraft zu enormen Unterschieden im Funktionsniveau führte. Die juristisch Blinden wurden auch in der Praxis blind, und Scott entdeckte weiter, dass diese schon nach kurzer Zeit Sozialfälle waren mit begrenzten sozialen Funktionen, einem oftmals kleinen Netzwerk und geringen täglichen Aktivitäten. Die juristisch Sehenden hingegen funktionierten wie die richtig Sehenden, sie hatten ein beinahe normales Arbeits- und Privatleben, mit gutem sozialem Netzwerk und einem aktiven Alltag.

Scott forschte mit Menschen mit einer somatischen Diagnose, aber es gibt keinen Grund für die Annahme, dass eine psychiatrische Diagnose nicht zu gleichen Effekten führen kann, ganz im Gegenteil. Alle, die schon einmal auf einer psychiatrischen Station oder in einer Tagesstätte waren, wissen, dass Ausdrücke wie »mangelnde Krankheitseinsicht«, »seine eigenen Grenzen erkennen« und »mit den Symptomen leben lernen« an der Tagesordnung sind. Ich habe das so oft gehört, und ich höre es noch immer, auch wenn es jetzt nicht mein Verhalten und meine Funktionen sind, die da beschrieben werden. Ich muss auch gestehen, selbst schon Ähnliches gesagt zu haben, auf jeden Fall, was den Punkt angeht, selbst seine Grenzen zu erkennen. Denn natürlich gibt es Menschen, die unrealistisch hohe Erwartungen haben, was sie meistern können, und denen es sicher gut tun würde, Unterstützung in der

Hinsicht zu bekommen, dass es vollkommen in Ordnung ist, alles ein bisschen ruhiger angehen zu lassen. Das Problem ist vielmehr der unkritische Umgang mit Ausdrücken, die Erwartungen im Keim ersticken und die häufig Anwendung finden, um unrealistische, niedrige Erwartungen zu wecken und zu fördern, was letztendlich dazu führen kann, dass wir Menschen erschaffen, die weniger vollbringen, als sie es sonst tun würden, ja weniger sogar, als es ihre Diagnose und ihr Krankheitsbild erwarten lassen.

Ich bin nicht der Meinung, dass man die Menschen einfach nur auffordern muss, »positiv zu denken«, damit alles gut wird. So einfach ist es nicht, das weiß ich sehr wohl. Aber ich weiß auch, wie schwierig es ist, aus einer Rolle mit begrenzten Möglichkeiten auszubrechen, wenn man diese erst einmal angenommen hat, und dass es problematisch sein kann, die Hilfe zu bekommen, die notwendig ist, um sich so weit zu entwickeln, wie es möglich ist. Die Rolle wird mit der Zeit zu einer gut eingeübten Gewohnheit, mit der man nur schwer brechen kann. Dazu kommen noch die Erwartungen des Umfelds, die so stark werden, dass man ihnen kaum widerstehen kann. Diese Erwartungen können mehr oder weniger indirekt sein und durch Handlungen ausgedrückt werden, ob es nun die lobende Erwähnung des Pyjamas ist oder das Ausräumen eines Zimmers. Andere Erwartungen werden ganz direkt durch Worte zum Ausdruck gebracht. Meine Vertrauensperson auf der Station sagte einmal zu mir, ich müsse einsehen, dass ich nie wieder gesund werde, und lernen, mit meinen Symptomen zu leben. Mit der großen Klappe, die ich damals hatte, antwortete ich ihr, dass ich das niemals lernen würde, meine Symptome seien viel zu schlimm, als dass ich lernen wollte, damit für den Rest meines Lebens zu leben. Schließlich sei ich erst knapp über zwanzig. Als Antwort bekam ich zu hören, mit dieser Einstellung verdiene ich es nicht, dass mir jemand zu helfen versucht. Gesund würde ich nie werden, und wenn ich auf diesem Ziel bestünde, würde ich alles sabotieren, was möglich sei, nämlich eben das Erlernen eines Lebens mit Symptomen. Alles andere sei unmöglich und nur eine Entschuldigung dafür, das einzig Mögliche zu tun. Zum Glück habe ich nicht auf diese Person gehört. Hätte ich es getan, wäre ich ja nie gesund geworden und hätte nie das Leben erreicht, das ich heute lebe. Und das ist entscheidend. Dabei ist das, was sie gesagt hat, gar nicht so falsch. Denn um ehrlich zu sein, wenn ich meine damalige Situation betrachte, war ihre Einschätzung durchaus realistisch.

Ich war schon viele Jahre krank, hatte die Diagnose Schizophrenie, nahm große Mengen Neuroleptika und konnte trotz vieler Jahre Therapie noch immer nicht allein wohnen, ja nicht einmal einen kleinen Spaziergang außerhalb der Einrichtung machen. Sie hatte die Statistik definitiv auf ihrer Seite. Es war viel wahrscheinlicher zu lernen, mit den Symptomen zu leben, als wieder gesund zu werden, ein aktives, selbstständiges Leben zu führen und als Psychologin zu arbeiten.

Aber Menschen halten sich an keine Statistik. Deshalb konnte sie sich nicht ganz sicher sein, Recht zu haben. Auch wenn die Wahrheit so brutal war, dass meine Chance, Recht zu haben, nur eine Wahrscheinlichkeit von einem Promille hatte und von tausend Menschen in einer derart hoffnungslosen Situation nur einer wieder gesund wurde. Aber das konnte ja ebenso gut ich sein wie einer der 999 anderen. Scotts Forschung hat gezeigt, dass eine nur zwei Prozent stärkere Sehbehinderung zu einem total unterschiedlichen Leben führen kann, abhängig davon, mit welchen Erwartungen man den Betroffenen begegnet. Für mich machte es auch einen enormen Unterschied, die Hoffnung auf ein anderes Leben zu haben – einen Traum, an dem ich festhalten konnte, ein Ziel, das meinem Leben Sinn gab. So betrachtet verlieren Statistiken und Wahrscheinlichkeiten ihre Bedeutung. Ich war krank und konnte mir meine

Lebenssituation und meine Diagnose nicht aussuchen. Sie standen fest. Was aber geändert werden konnte, war die Art, wie man mir das vermittelte. Man konnte auf die Statistik fokussieren: »Es ist so gut wie unmöglich, dass du dein Ziel erreichst.« Oder man konnte auf die Hoffnung setzen: »Menschen sind unberechenbar, es gibt immer eine kleine Chance, dass es gut wird, wenn wir hart genug arbeiten und viel Zeit aufwenden.« Diese beiden Aussagen sind gleichermaßen »wahr«. Aber sie haben zwei sehr unterschiedliche Effekte und drücken etwas vollständig Anderes aus. Die eine beinhaltet eine ungeheure Hoffnung. Die andere tut das nicht. Dürfte ich wählen, würde ich immer die Wahrheit vorziehen, in der sich Hoffnung findet. Ganz einfach, weil sie am gesündesten ist und am wenigsten wehtut. Und weil sie nicht ausschließt, dass Wunder tatsächlich hin und wieder geschehen. Allein das ist ungeheuer wichtig.

Der Samstag der Apfelsinenmärtyrerin

Es war eine der sinnlosen Diskussionen, in die man manchmal verwickelt wird. Wir waren zu zweit, sie war Schwester, ich Patientin, es war ein Samstagvormittag, und wir diskutierten darüber, ob Apfelsinen Zitrusfrüchte sind. Sie meinte, Apfelsinen seien das nicht, sondern bloß Zitronen, und man könne das auch schon deutlich vom Namen ableiten – Zitronen, Zitrusfrüchte. Ich meinte, Zitrusfrucht sei ein Sammelbegriff für eine ganze Reihe von Früchten: Apfelsinen, Mandarinen, Pampelmusen, Limonen und Zitronen. Ich wohnte auf der Station, sie war jetzt mein Zuhause, und von zu Hause wusste ich, dass man in einem Lexikon nachschlug, wenn man sich über eine Sache uneinig war. Deshalb sagte ich, was ich tun wollte – meine lange Erfahrung mit Betreuung hatte mich gelehrt, solcherlei Absichten sofort mitzuteilen –, und ging zum Regal, in dem die Bücher standen. Ich weiß noch immer nicht, was sie dachte oder warum sie so reagierte, wie sie reagierte. Vielleicht hatte sie Angst, vielleicht war sie wütend oder fühlte sich in ihrer Autorität bedroht. Auf jeden Fall drückte sie den Alarmknopf, so dass gleich Verstärkung anrückte. Ich versuchte zu erklären, dass ich bloß im Lexikon nachschauen wollte, ob Apfelsinen Zitrusfrüchte seien, hörte aber selbst, wie wenig glaubwürdig das klang. Sie sagte, ich hätte versucht, die Glühbirne zu erwischen, um sie zu zerbrechen und mich zu schneiden, und da ich das oft tat, hörte sich diese Erklärung viel vernünftiger an. Da muss ich ihr zustimmen. Aber diese Erklärung war nicht richtig. Trotzdem packten sie mich, hielten mich fest und zogen mich dann hinter sich her. Ich bin gerne bereit zuzugeben, dass ich da wütend wurde, verzweifelt und mich mit aller Kraft zur Wehr setzte. Natürlich, ich war unmöglich und zeigte ein heftiges Acting-out-Verhalten, aber erst, als meine Erklärungen ihr Ziel nicht erreichten und ich erkannte, wohin sie mich schleppten. Da verloren meine Worte die Wirkung, und mir blieb nur die Handlung. Viel Handlung, Geschrei und Kampf, das ist wahr. Aber ich hatte es zuerst mit Worten versucht. Auch das ist wahr.

Aber all mein hyperaktives Ausagieren half ebenso wenig, wie es die Worte getan hatten. Sie waren zu viele, und ich war allein, als sie mich auf die Isolation schleppten und mich in die Gummizelle sperrten. Den ganzen Tag über hockte ich dort. Eine Matratze, vier weiße Wände, ein grün gestrichener Betonboden. Und ich, die Apfelsinenmärtyrerin, gefangen, weil ich mich für das Recht der Apfelsine eingesetzt hatte, zu den Zitrusfrüchten zu gehören.

Ich war häufig auf der Isolation, meist auch hinter verschlossenen Türen, so dass es nichts Ungewohntes war. So konnte ich es aushalten, auch wenn es langweilig, einsam und verletzend war. Außerdem wäre der Tag auch auf der Station nicht besonders großartig geworden. Ich konnte damit umgehen. Das Üble war, dort allein zu sitzen und zu wissen, dass all meine Worte ihre Bedeutung verloren hatten und dass ich inzwischen in erster Linie eine schizophrene, nicht mehr zurechnungsfähige Patientin war. Ich war geisteskrank, und meine Stimme sprach nicht mehr. Joanne Greenberg beschreibt das ganz wunderbar in ihrem Roman *Ich hab dir nie einen Rosengarten versprochen*. Die Hauptperson Deborah und ein weiterer Patient sind in nasse Tücher gepackt worden, und Deborah ist so fest verschnürt, dass kein Blut mehr in ihre Beine fließt, weswegen sie starke Schmerzen bekommt. Der andere Patient empfiehlt ihr, um Hilfe zu rufen, und nach einer Weile sind die Schmerzen so stark, dass Deborah tatsächlich zu rufen beginnt, obgleich ihr das sehr schwerfällt. Sie ruft lange und so laut sie kann, doch niemand kommt. Ihr Mitpatient entschuldigt sich daraufhin bei ihr für den schlechten Ratschlag: »Ich hatte vergessen, dass es nur Verrückte sind, die schreien, wenn Verrückte schreien.« Oder anders ausgedrückt: Verrückte schreien, weil sie verrückt sind, und nicht, weil sie Schmerzen in den Beinen haben.

Man fühlt sich ziemlich einsam und unwohl, wenn die eigenen Worte ihren Inhalt verlieren und zu einem Symptom werden. Ich erinnere mich noch an meine gewaltige Hilflosigkeit und Angst, als ich erkannte, dass es keine neutralen Gebiete mehr gab und dass ich jederzeit damit rechnen musste, dass allem, was ich sagte, misstraut wurde und es mit Blick auf meine Diagnose gedeutet wurde. Das geschah wieder und wieder und wieder, in immer neuen Situationen.

Vor meiner Krankheit war ich eine gute Schülerin gewesen und hatte Lust gehabt, Psychologin zu werden. Ich hatte mit dem Berufsberater an der Schule gesprochen und Unterstützung für meine Pläne bekommen. Ich hatte gute Noten gehabt und war motiviert gewesen, so dass ein Universitätsstudium durchaus in Frage kam. Ein Jahr nach diesem Gespräch war ich auf der geschlossenen Abteilung, aber trotzdem hielt ich inmitten von all meinem Chaos an diesem Traum fest, wie an einer Rettungsboje, mittels der ich wieder an Land kommen konnte; es musste vorbeigehen, ich musste mein Leben wieder in den Griff kriegen und zurück zur Schule kommen. Ich wollte noch immer Psychologin werden. Nur dass meine Berufspläne jetzt keine Berufspläne mehr waren, sondern, wie ich zu hören bekam, Symptome einer Identifikation mit meiner Therapeutin. Ich wollte nicht Psychologin werden, weil ich als Psychologin arbeiten wollte, sondern weil ich so werden wollte wie meine Therapeutin. Und dabei ging es nicht mehr um Karriere und Ausbildung, sondern um Projektion, um Übertragung oder etwas in der Richtung. Das sagten sie jedenfalls. Es tat weh, unnötig weh, und ich denke, dass es keinen Grund gab, mir diese Schmerzen zuzufügen, auch wenn sie mir nicht glaubten. Ich hatte wirklich nicht das Bedürfnis, diese Skepsis und diesen mangelnden Glauben an mich zu erleben. Genützt hat es mir auch nicht. Was ich brauchte, war ein Traum, an dem ich festhalten konnte. Denn ich *war* eine gute Schülerin, und meine Pläne *waren* damals, vor nur einem Jahr, realistisch gewesen. Was sollte es also bringen, mir diesen Traum zu nehmen und ihn zu einem Teil der Krankheit zu machen? Als Traum war er so viel wertvoller und schöner. Und so viel Freude hatte ich in meinem Alltag ja sonst nicht, so dass sie mir diesen Traum ruhig hätten lassen können. Und meine Worte. Auch wenn es um Apfelsinen und Zitrusfrüchte ging. Mag sein, dass sich das unwichtig und banal anhört, aber von der *normalen*, gesunden Arnhild war nur noch so wenig übrig, so wenig an mir war wirklich ich und nicht die Krankheit, dass jedes noch so kleine Restchen eine enorme Bedeutung hatte.

Ein anderer Pfleger von der gleichen Station hatte eine ganz andere Art, mit mir umzugehen. Er war kein ausgebildeter Krankenpfleger, sondern machte Nachtwachen, weil er arbeitslos war. Daneben besuchte er noch irgendeinen Kurs für Medien und Journalistik. Er lehrte mich, die zehn Eigenschaften einer guten Nachricht zu erkennen. »Eine Neuheit muss aktuell sein, relevant für den Empfänger, unerwartet…« Ich muss zugeben, ich erinnere mich nicht mehr an alle. Aber damals kannte ich sie, und ich erinnere mich auch noch gut daran, wie er mich in seine Wirklichkeit zurückholte, wenn ich begann, unruhig, ruhelos und psychotisch zu werden: »Arnhild, los, komm, zähl mir die zehn Kennzeichen einer guten Nachricht auf!« Wenn ich dann nicht antwortete, sondern weiter mit meinen Stimmen kommunizierte oder mich kratzte oder sonst etwas tat, bedrängte er mich weiter: »Jetzt hör mit dem Blödsinn auf, Arnhild, ich weiß, dass du dich erinnerst! Eine gute Nachricht muss …« Und dann vollendete ich unsere Regel: »… eine gute Nachricht muss aktuell sein, relevant für den Empfänger …«, während ich mich langsam durch diesen festgelegten und eigentlich vollkommen uninteressanten Katalog der Eigenschaften wieder unserer gemeinsamen Welt näherte. Das wirkte natürlich nicht jedes Mal. Aber oft. Manches davon lag wohl in der Einfachheit des Katalogs begründet, dem Regelmäßigen und darin, dass mir eine Hilfestellung gewährt wurde, auf ein neutrales Thema zu fokussieren, das sich konkret und sicher außerhalb meiner selbst befand. Diese Regeln hatte ich damals so verinnerlicht, dass es keine Chance gab, einen Fehler zu machen, wobei mir das Thema so vollständig gleichgültig war, dass es keine Bedrohung darstellte und somit zu einem sicheren und leicht zugänglichen Haltepunkt im Leben wurde. Aber einiges lag wohl auch an meinem Lehrer. Ich mochte ihn. Er war nett zu mir, brachte mir etwas bei, er nahm mich ernst und war ruhig und sicher. Wenn ich begann, psychotisch zu werden, hatte ich immer sehr, sehr große Angst. Man bekommt es mit der Angst zu tun, wenn man nicht mehr auf seine Sinne und seinen Kopf vertrauen kann, auf Gedanken und Gefühle – das ist ganz natürlich, denn wenn so große Teile von einem selbst außer Gefecht gesetzt sind, bleibt einem sehr wenig, um sich zu verteidigen, so dass man besonders verwundbar wird und mit großer Wahrscheinlichkeit alles missversteht. In einer solchen Situation riskierte ich keinen Umgang mit jemandem, der mir nicht sicher und vorhersagbar erschien oder von dem ich nicht aus tiefster Seele überzeugt war, dass er mir nicht schaden wollte. Gab es auch nur den geringsten Zweifel oder einen Anflug von Unsicherheit, entschied ich mich für die Psychose. Und da er mich nie betrogen oder hintergangen hatte, kam ich meistens zu ihm, außer es gab andere triftige Gründe, etwa wenn jemand sterben wollte, einen Waldbrand oder sonst irgendetwas.

Ein Grund dafür, dass ich mich bei ihm so sicher fühlte, war wohl, dass er nie mehr Macht gebrauchte, als wirklich notwendig war. Er versuchte immer erst, mit mir zusammenzuarbeiten, und diese Zusammenarbeit ging viel weiter als bei den meisten anderen. Und er sah mich wirklich und nahm mich ernst. Er versuchte, mir etwas beizubringen und mit mir zu diskutieren – nicht nur die Kennzeichen einer guten Neuigkeit, sondern auch ganz reelle Neuigkeiten, was in der Welt, der Politik, der Kultur geschah –, ich bekam ein paar Atempausen geschenkt, in denen ich Mensch sein durfte und nicht nur Patientin, und das war unglaublich gut.

Eines Abends an Ostern weigerte ich mich, meine Medizin zu nehmen. Ich will ehrlich sein, ich erinnere mich nicht mehr, warum ich mich zur Wehr setzte, schließlich wusste ich ganz genau, dass das ein aussichtsloser Kampf war. Vermutlich war auch das eine Art der Selbstverletzung, weil ich es absolut nicht ertragen konnte, wenn sie mir eine Spritze gaben. Ich fand es erniedrigend und schmerzhaft, auf den Boden gepresst zu werden, während ich gespritzt wurde. Mir wurde immer übel, und ich hatte auch das Gefühl, die Nebenwirkungen stärker zu spüren. Letzteres bildete ich mir wohl nur ein, aber ich konnte die Spritzen so oder so nicht leiden. Ich war damals jedoch in konstanter Begleitung und konnte mich somit kaum schneiden, so dass diese Verwehrung der Medizin wohl eine Variante der Selbstverletzung war. Auf jeden Fall eine Weigerung. Und die Leiterin der Station befahl mir: »Du musst deine Medizin nehmen! Los, nimm jetzt deine Medizin! Hör auf mit dem Unsinn! Nimm sie – jetzt!« Ich habe es noch nie gemocht, herumkommandiert zu werden, und vielleicht hätte ich die Medizin genommen, wenn sie es mal mit einem »bitte« versucht hätte, aber sie blieb bei ihrem Befehlston, bestand darauf, dass ich die Medizin nehmen musste. Das stimmte nicht, und das wussten wir beide. Sie konnte den wachhabenden Arzt anrufen, eine Zwangsmaßnahme angewiesen bekommen und mir eine Spritze geben, aber sie konnte mich nicht dazu zwingen, die Medizin zu nehmen, also zu schlucken. Das war damals so ziemlich das Einzige, über das ich selbst bestimmen konnte. Und so, wie sich die Situation entwickelt hatte, mit all der Streiterei, dem Geschimpfe und Unsinn, war das ein winziger Rest Kontrolle, den ich auf keinen Fall preisgeben wollte. Außerdem blieb ja ohnehin der Aspekt der Selbstverletzung. Da ich nicht nachgab, begann sie mir zu drohen: »Schluckst du die nicht, rufe ich den Arzt an, und dann kriegst du eine Spritze!« Das wusste ich ja die ganze Zeit und hatte es von Anfang an einkalkuliert. Ganz abgesehen davon hatte ich auch noch ein paar Prinzipien, und eines davon war, nicht auf Drohungen zu reagieren. Ich war schließlich ein Teenager und hatte den überentwickelten, moralischen Gerechtigkeitssinn, den man vor allem in diesem Alter findet. Ich hatte absolut nicht vor, nachzugeben, erst recht nicht, wenn man mir drohte.

Aber auch der Pfleger mit den Kennzeichen einer guten Nachricht war an diesem Abend auf der Station. Er nahm mich allein mit in mein Zimmer, schloss die Tür und redete ein bisschen mit mir, um die Situation zu beruhigen. Nach einer Weile sagte er, dass ich das natürlich selbst entscheiden könne, aber dass er es doch sehr schätzen würde, wenn ich die Medizin nähme. Er wusste ebenso gut wie ich, dass ich keine Alternative hatte und die Medizin so oder so bekommen würde. Er erzählte mir, sein Auto sei kaputtgegangen und dass er jetzt wirklich jede Nachtwache bräuchte, die er bekommen könnte. Weiter sagte er, die Stationsleitung würde sicher ein gutes Wort für ihn einlegen, wenn es ihm gelingen würde, mich davon zu überzeugen, die Medizin zu nehmen, ohne dass man erst den Arzt an Ostern stören müsse. Und damit sah die Sache ja ganz anders aus. Jetzt ging es nicht mehr um mich und auch nicht darum, mich irgendwelchen Befehlen oder Drohungen zu beugen, sondern darum, einer netten Person einen Gefallen zu tun. Diese Chance ergriff ich natürlich gerne. Ich meine, wann hatte ich zuletzt die Gelegenheit gehabt, etwas für andere zu tun? Ich nahm die Medizin in Würde und Ruhe, und ich erinnere mich noch, dass er mir anschließend für die Hilfe dankte. Ich weiß noch, wie gut es sich anfühlte, mit reichlich Selbstachtung wieder aus dieser Situation gekommen zu sein.

Trotzdem habe ich immer die Hoffnung gehabt, dass in dem, was er gesagt hatte, auch ein Körnchen Wahrheit steckte. Denn er war wirklich nett, und es wäre toll, wenn ich wirklich etwas für ihn hätte tun können. Auch wenn ich damals nicht in der Position war, jemandem Gutes zu tun, sondern diejenige war, die Hilfe empfing. Aber vielleicht war es mir ja gerade deshalb so wichtig. Denn es ist anstrengend, immer diejenige zu sein, die nimmt und die nie etwas geben kann. Eine andere, sehr nette Schwester arbeitete auf einer anderen, offenen Station, und es war immer schön, wenn sie Dienst hatte. Diese Station war angenehm, und die Leute, die dort arbeiteten, waren nett, auch wenn sich beim Personal die Unsitte eingeschlichen hatte, im Schwesternzimmer zu sitzen und sich zu unterhalten, statt mit den Patienten zusammen zu sein. Deshalb war es so angenehm, wenn gerade diese Schwester Dienst hatte, denn sie schlug nachmittags immer irgendwelche Aktivitäten vor, bei denen alle mitmachen konnten. Wir backten, machten Salzteig oder malten. Manchmal brachte sie sogar eigene Sachen mit, Farben und Pinsel, die wir uns ausleihen durften. Das war wunderbar und half mir manchmal sogar, traurige Sachen für eine Weile zu vergessen. Doch eines Abends fiel ich gerade nach so einem schönen Nachmittag in tiefe Depressionen. Ich ging allein in mein Zimmer, weinte und wollte mich verletzen. Sie kam zu mir herein, redete freundlich und gar nicht streng auf mich ein und fragte mich, was denn los sei und ob sie etwas für mich tun könne. Zu diesem Zeitpunkt war ich sehr intensiv in Behandlung und hatte deshalb einen recht guten Wortschatz, um mich auszudrücken, so dass ich sagen konnte, woran ich dachte und was mich traurig machte. »Ihr seid gut zu uns, und du bist wirklich nett. Ihr gebt uns so viel, nur nicht das Recht, etwas zurückzugeben, und es ist einfach traurig, immer diejenige zu sein, die nimmt, und nur selten die, die gibt.« Sie beteuerte, mich zu verstehen, und dankte mir für das, was ich gesagt hatte. Sie sagte, es gäbe ihr neue Einsichten. Das sei etwas, das ich ihr geben und das sie annehmen könne. Ich akzeptierte das als eine Art Trost und wusste gleichzeitig, dass es, obgleich sicher ein Funken Wahrheit darin lag, nicht mehr als ein Trost war, den sie mir gab, weil sie eine gute, aufmerksame Schwester war und ich eine traurige Patientin, die Unterstützung brauchte. Sie war nett, und ich glaube, sie wollte mich wirklich und aufrichtig trösten. Sie schien mir ein ehrlicher Mensch zu sein, aber die Rollen waren so festgelegt, dass weder ich noch sie daran etwas ändern konnten.

Die Patientenrolle kann nützlich und gut sein, und sie beinhaltet auch ein paar Rechte, die sehr wichtig sind – zum Beispiel das Recht auf Behandlung und Schutz vor Ausnutzung. Denn auch wenn ich mich sehr genau daran erinnere, wie schmerzhaft es war, nie geben zu können, so weiß ich auch, dass früher die Arbeitskraft der Patienten häufig ausgenutzt wurde. Und wir wollen natürlich nicht in ein System zurück, in dem die Menschen ohne Bezahlung dazu gezwungen werden, im Garten des Chefarztes zu arbeiten, oder in dem wunderbare Handarbeiten aus dem Werkraum beinahe umsonst an das Personal verkauft werden. Natürlich nicht. Aber es muss doch einen Mittelweg geben zwischen erniedrigender Ausnutzung und erniedrigender Nutzlosigkeit. Die freiwillige Möglichkeit, etwas zu tun, oder vielleicht die Möglichkeit, etwas zu lernen und sich weiterzuentwickeln.

In meiner Gemeinde und in unserer Lokalzeitung gab es eine Zeit lang viel Gerede darüber, auch »Berufsunfähigen« ein Arbeitsangebot zu machen, also all jenen, die auf dem öffentlichen Arbeitsmarkt keine Stelle suchen können, sondern etwas speziell auf sie Zugeschnittenes brauchen. Zu diesen Menschen gehören auch Patienten mit psychischen Leiden.

Das Problem war natürlich das Geld. Die Gemeinde als solche war durchaus bereit, etwas zu tun, aber der Aufwand war sehr groß, und man wusste wirklich nicht, ob man sich eine solche Maßnahme leisten konnte. Die Diskussion in der Zeitung ging hin und her, es wurden Leserbriefe geschrieben und diverse Vorschläge gemacht. Ich war damals in der offenen Abteilung und las wie die anderen Patienten die Zeitung. Die Debatte ließ uns nicht kalt, denn immer ging es vor allem darum, ob die Kommune es sich leisten konnte, dass wir arbeiteten. Wenn ich arbeitete, dann wollte ich auch etwas Nützliches tun, eine vernünftige Aufgabe. Ich wollte meinen Beitrag für die Gemeinschaft leisten, etwas Gutes tun, selbst etwas leisten und nicht bloß wieder ein Angebot annehmen, das man uns bot. Ich wollte doch nicht, dass meine Arbeit zu einer Belastung wurde, und es war mir gleich, ob die Gemeinde Geld hatte oder nicht. Meine Arbeit sollte doch nichts kosten, ganz im Gegenteil hoffte ich, dass mich jemand als nützlich und effizient erleben würde. Nur deshalb wollte ich arbeiten. Nicht um wieder irgendein Angebot anzunehmen.

Ich suchte Arbeit, als es mir langsam wieder besser ging. Bot meine Arbeitskraft als Assistentin oder Aushilfe gratis bei den verschiedensten Stellen an. Aber niemand wollte mich. Nicht einmal umsonst. Was nützt es, wenn Psychotherapie und Wiedereingliederungsprogramme einem noch so oft weismachen, wie wertvoll man ist, wenn die Arbeitgeber – sogar die der öffentlichen Hand – nicht daran glauben, dass man sich nützlich machen kann, da man bei psychiatrischen Patienten eher von einer zusätzlichen Belastung ausgeht. Der Einzelne und seine Arbeitskapazität wird nach der Krankengeschichte beurteilt, wobei letztlich nur ein Abziehbild der Krankheit übrig bleibt, hinter dem niemand mehr den eigentlichen Menschen sieht.

Etwas später fand ich dann doch einen Praktikumsplatz bei einem Psychologieprofessor in Blindern. Er arbeitete in der Forschung, und ich hockte ganz allein in einem winzigen Büro und tippte Resultate ein. Es war einfach und deshalb sicher. Vom Bürofenster aus konnte man den Institutseingang sehen. Das bedeutete, dass ich zwei Mal pro Woche die Klinik verlassen und an einem Ort sein durfte, wo ich jedes Mal gefordert war weiterzuarbeiten, um meinen Traum zu erfüllen. Das war wunderbar, nützlich und ziemlich maßgeblich dafür, dass ich durchhielt. Außerdem tat es gut, von dem Professor akzeptiert zu werden, für den ich arbeitete. Er dankte mir für meine Leistungen und schien verwundert darüber, dass ich keinen Lohn wollte und er bloß die Sozialkosten übernehmen sollte. Seine Dankbarkeit und Akzeptanz taten meinem Selbstbewusstsein gut, desgleichen seine natürlichen Ansprüche und Erwartungen. Ich durfte zwei Mal pro Woche Mensch sein, nicht psychiatrische Patientin, und das tat mir wirklich gut.

Psychiatrischer Patient ist ohnehin ein reichlich seltsamer Ausdruck. Wir benutzen ihn häufig, das Gegenteil hingegen wird so gut wie gar nicht verwendet: somatischer Patient. Ich habe es jedenfalls noch nie gehört. Und ganz sicher nicht in der Vergangenheitsform: »Der Mann, der sich Ostern das Bein brach, ist ein früherer somatischer Patient, der schon häufig unter Knochenbrüchen zu leiden hatte. Schon als Kind brach er sich den Arm, als …« Der andere Fall hingegen: »Der Mann, der unter Verdacht steht, seine Frau ermordet zu haben, ist ein früherer psychiatrischer Patient, der vor 16 Jahren klinisch …« Man hat schnell zwei Wahrheiten miteinander verknüpft, um eine neue Aussage zu treffen, die gleich zwei Dinge zum Ausdruck bringt, nämlich dass es einen Zusammenhang zwischen der früheren Einweisung und der möglichen Tat gibt und dass alle früheren Patienten mögliche Mörder sind oder »tickende Zeitbomben«, wie man es derzeit gerne ausdrückt. Was die Beziehung zwischen früheren Einweisungen und späteren Untaten angeht, kann es durchaus einen Zusammenhang geben, aber das muss nicht so sein. Und bei jedem psychiatrischen

Patienten von einer tickenden Zeitbombe zu sprechen ist statistisch gesehen vollkommen unberechtigt. Die allermeisten Menschen mit psychischen Leiden sind überhaupt nicht gefährlich, und der Großteil von denen, die als gefährlich eingestuft werden, ist nur für sich selbst eine Gefahr. Aber der Stempel »psychiatrischer Patient« passt ja so wunderbar, dass es uns leichtfällt, so zu tun, als wäre das eine gute Beschreibung des einzelnen Menschen.

Im Studium begegnete mir dieses Phänomen wieder. Ich diskutierte mit einem Kommilitonen über den routinemäßigen Gebrauch von Persönlichkeitstests. Meiner Meinung nach ist es für die Menschen seltsam und unangenehm, wegen Angst oder Depressionen in eine Poliklinik zu kommen und dann Fragen über sich ergehen lassen zu müssen, ob sie gerne etwas in Brand steckten oder Stimmen hörten. Manchmal ist eine sehr weitgehende und gründliche Untersuchung natürlich notwendig, aber ich kritisierte, dass man eine derart umfassende Untersuchung zur generellen Routine machte. Da sah er mich an und sagte: »Aber, Arnhild, die Patienten denken doch nicht so.« Ich empfinde diese Äußerung noch heute als höchst diskriminierend. Denn wie denken Patienten? Denken sie oder denken wir – oder wo immer ich mich platzieren soll – auf eine ganz eigene, spezielle Weise, die sich von der Denkweise aller anderen Menschen unterscheidet? Tauschen wir das Wort »Patienten« in dieser Äußerung aus und ersetzen es durch eine ethnische Minderheit oder eine Ausländergruppe oder ganz einfach durch das Wort »Frauen«, wird schnell mehr als deutlich, wie verrückt das ist. Denn so etwas würden wir nie sagen, und das mit gutem Grund. Solche Aussagen sind rassistisch, diskriminierend und ungeheuer dumm – und das sind sie auch, wenn von Patienten die Rede ist. Alle Patienten der Psychiatrie, die ich jemals getroffen habe, waren Menschen. Und damit genauso individuell und grundlegend »gleich« wie alle anderen Menschen. Einige mochte ich, andere nicht. Einige waren okay, andere mürrisch, aber alle waren Menschen und weder besser noch schlechter als die meisten anderen Menschen. Eine andere Kommilitonin kam später, nachdem sie von meiner Vergangenheit erfahren hatte, mit einer etwas anderen Variante der Stigmatisierung. Sie meinte, die Schwierigkeiten, die hinter mir lägen, hätten mich sicher zu einem sehr netten, reifen Menschen werden lassen, quasi geadelt durch die Widerstände, die ich hatte überwinden müssen. Das hört sich spontan zweifellos ziemlich verlockend an, ist aber natürlich genauso ein Blödsinn. Denn einige Menschen wachsen an Schwierigkeiten, andere brechen zusammen. Manche Menschen brauchen den Widerstand, um ihre guten Seiten zu entwickeln, andere werden verbittert und kleinlich. Man wird nicht immer aus Schaden klug, manchmal bleibt man ganz einfach beschädigt. Und Menschen, die ein psychisches Leiden hatten oder haben, sind nicht schlimmer als andere oder zwangsläufig tickende Zeitbomben. Ebenso wenig ist es der Fall, dass sie zwangsläufig besser sind als andere. Gewöhnlich sind sie – wir – genau wie alle anderen.

Die oben genannten Äußerungen sind sehr direkt und deutlich, so dass es leicht fällt, sich davon zu distanzieren. Aber es gibt auch andere, indirektere Ausdrücke, die anfangs verlässlich wirken, die sich aber, beginnt man mit ihnen zu arbeiten, als ebenso diskriminierend herausstellen. Denn sie drücken indirekt aus, dass Patienten eine bestimmte Gruppe sind, die sich vollkommen von anderen Menschen unterscheiden. »Betroffenenperspektive« etwa ist ein Ausdruck, der häufig verwendet wird. Er hört sich anfangs gut an, und ich bin mehrmals gebeten worden, einen Vortrag aus der »Betroffenenperspektive« zu halten. Manchmal habe ich es auch getan, denn es klingt ja recht gut, wenn man sagt: »…und nun wollen wir wissen, wie das aus der Betroffenenperspektive aussieht. Es gilt, an den Vorurteilen zu arbeiten, die wir in Bezug auf die Psychiatrie und die Geschichte der Patienten haben.« Und das ist auch richtig. Solange man sich nicht zu dem Glauben verleiten lässt, dass es eine Betroffenenperspektive gibt. Perspektiven gibt es, natürlich, denn in Perspektiven geht es um Raumverhältnisse und Distanz und um die Frage, von wo aus man etwas sieht, zum Beispiel einen Stuhl oder eine pflegerische Dienstleistung. Betrachtet man einen Stuhl von oben, sieht er etwas anders aus, als wenn man sich auf den Boden legt und ihn sich aus dieser Perspektive anschaut. So ist es auch mit den Dienstleistungen im Gesundheitssektor. Sie sehen anders aus, je nachdem, ob man Arzt, Psychologe oder Patient ist. Aber das ist nur ein Teil der Wahrheit. Der andere Teil ist das Wort »Betroffener«, ein ganz und gar nicht eindeutiger Begriff.

Ein Betroffener, der die Psychiatrie in Anspruch nimmt, ist per Definition jeder, der über kurz oder lang einen der Dienste in Anspruch nimmt, die das System anbietet. Das heißt, betroffen sein kann etwa eine erwachsene Frau, die schon länger unter Angstzuständen leidet, verheiratet ist, Haus und Familie hat, krankgeschrieben ist und eine Beratungsstelle in der Kommune nutzt. Ein Betroffener kann auch ein junger Mann sein, der Drogenprobleme hat, an einer Persönlichkeitsstörung leidet, kriminell ist und im Gefängnis psychologisch betreut wird. Oder der Vorstandsvorsitzende, der eine Gesprächstherapie in der Poliklinik macht, weil er sich am Ende fühlt, ausgebrannt und deprimiert ist. Oder jemand, der in einer betreuten WG wohnt, bei dem seit 35 Jahren eine Psychose diagnostiziert ist und der Hilfe vom psychiatrischen Team und immer wieder neue Medikationen aus der Poliklinik braucht. All diese Menschen sollen die gleiche Perspektive haben, nur weil sie die unterschiedlichsten Bereiche des gleichen Systems in Anspruch nehmen? Ich kann das nicht glauben, und es stimmt auch nicht mit den Rückmeldungen überein, die ich bei meinen Besuchen der verschiedensten Betroffenen- oder Angehörigenverbände bekommen habe. Manchmal begegne ich dort

Menschen, denen wirklich gut geholfen wurde und die sich gegen die negative Kritik an der Psychiatrie wehren. Ein anderes Mal sind es Menschen, auf denen schrecklich herumgetrampelt worden ist und die aufgewühlt und wütend sind. Oder verbittert und resigniert, je nachdem, was zu ihrer Persönlichkeit und ihren Erlebnissen passt. Sie alle haben als Betroffene den ein oder anderen psychiatrischen Dienst in Anspruch genommen, sind dabei aber vollkommen unterschiedliche Menschen mit einer ganz unterschiedlichen Geschichte und Persönlichkeit. Sie betrachten die Welt nicht alle vom gleichen Ort aus und haben ganz sicher nicht alle die gleiche Perspektive. Damit wird »Perspektive« zu einem ziemlich vielschichtigen Wort, während »Betroffener« zu umfassend und konfus ist, um wirklich sinnvoll zu sein. Denn das Einzige, was das Wort »Betroffener« wirklich sagt, ist, dass man selbst keine Leistungen anbietet, kein Beobachter oder Angehöriger ist. Oder anders ausgedrückt: Du bist nicht einer »von uns«, du gehörst zu »der anderen Gruppe«, die klassische »Die-und-wir«-Aufteilung also. Die bist »die anderen«. Und das ist nicht in Ordnung. Nicht freundlich oder nett und ganz sicher nicht dazu geeignet, Vorurteile zu überwinden, ganz im Gegenteil. Es klingt verführerisch, ist aber eigentlich das Gleiche wie zuvor. Als würde man eine Decke auf den Tisch legen, um den Dreck zu verbergen. Das sieht vielleicht netter aus, ist aber nicht sauber oder hygienisch. Und es ist beinahe noch gefährlicher, weil es so lange dauert, bis man wahrnimmt, dass das meiste ist wie immer.

Das Schlimme daran, Apfelsinenmärtyrerin zu sein, war ja gerade, dass ich und meine Handlungen nicht mehr mit einem normalen Maßstab gemessen, sondern als Symptome des Wahns gedeutet wurden. Und dann nützt es nichts zu argumentieren. Denn je mehr man protestiert, desto definitiver ist man krank. Ich war krank, das ist klar, aber nicht mit meinem ganzen Ich. Vielleicht rechnet man nicht damit, dass »Betroffene«, »Patienten« oder »Schizophrene« so viel Wert auf die Klassifizierung von Zitrusfrüchten legen. Das ist wahrscheinlich auch nicht der Fall, wenn man alle als eine Gruppe betrachtet. Aber an diesem Samstag hat nicht die ganze Gruppe in der Gummizelle gehockt. Da war bloß Arnhild. Und Arnhild interessiert sich für Sprache – wer mich kennt, den wundert es nicht, dass ich mich in derartige Diskussionen verstricken kann. Mag sein, dass sie davon ausgingen, eine Behandlung angewendet zu haben, die für eine »Patientin« angemessen und richtig war, aber sie haben mir meinen Samstag genommen. Diagnosen weinen nicht. Apfelsinenmärtyrerinnen weinen.

Poesie ohne Pyjama

Ich wollte eigentlich nicht sterben, aber ich hatte keine Ahnung, wie ich es schaffen sollte, mein Leben zu leben. Also versuchte ich, es mir zu nehmen. Ich war schon lange krank gewesen und war sehr müde. Die Therapie war hart, ich begann mehr über meine Verantwortung zu verstehen. Aber ich erkannte noch immer nicht, dass meine Wünsche und Bedürfnisse angemessen waren, und deshalb war die Verantwortung sehr schwer zu tragen. Ich sah immer mehr Zusammenhänge, nicht aber, wie ich mit ihnen umgehen sollte. Peu à peu begann ich einige der Vorstellungen, krank zu sein, abzulegen, aber ich hatte noch nichts, was ich an ihre Stelle setzen konnte. Ich wollte die Rolle als Patientin nicht mehr, hatte aber noch keine Rolle als »Gesunde«. Ich nahm keine Medizin mehr, und mein Körper war noch immer ein Chaos aus Hormonen und Neurotransmittern, die sich neu zu organisieren versuchten, nachdem die chemischen Einflüsse verschwunden waren. Ich hatte zu arbeiten begonnen, und mir wurden mehr Sozialleistungen abgezogen, als ich als Lohn ausbezahlt bekam, während der Eigenanteil an den Therapiestunden große Löcher in mein ohnehin schon enges Budget riss. Ich war pleite, müde und verzweifelt und sah keine andere Lösung. Nach dem ersten Selbstmordversuch wurde ich gleich wieder entlassen, aber zwei Tage später versuchte ich es noch einmal. Dann kam ich ins Krankenhaus und wurde dort von ein paar Psychiatern unter die Lupe genommen. Ich sagte ihnen, dass ich sterben wolle und dass das in Norwegen erlaubt sei. Ich sagte ihnen, dass ich nicht psychotisch sei und dass sie nichts anderes tun könnten, als mich für ein paar Tage an weiteren Taten zu hindern. Aber wenn ich dann immer noch sterben wolle, sei das meine Entscheidung und eine akzeptable und gesetzeskonforme Handlung. Ich gab mein Bestes, um kühl, vernünftig und rational zu wirken. Mein Herz aber blutete, und ich wünschte mir nichts sehnlicher, als dass sie mich davon überzeugten, dass sie noch immer Hoffnung hatten, auch wenn ich die meine verloren hatte. Ich war so müde, dass mir nur noch kalt war, hoffte aber, dass sie Wärme genug für sich und mich hätten. Vielleicht hatten sie das. Ich weiß es nicht. Vielleicht war ich so eiskalt und verfroren, dass ich es nicht merkte. Jedenfalls sagten sie, ich hätte vor dem Gesetz das Recht und dürfe bis zum nächsten Tag im Krankenhaus bleiben, dann aber würde ich entlassen. Ich sah keinen besonderen Grund zu warten, so dass ich nach dem Essen von der Station verschwand und es ein drittes Mal versuchte.

Dieses Mal wurde ich daran gehindert, weil ein paar Passanten die Polizei alarmierten, die mich wieder zurück ins Krankenhaus brachte. Dort wurde ich unter Beobachtung in einen Putzraum gesperrt, während sie herauszufinden versuchten, was sie mit mir machen sollten, und nach vielem Hin und Her kamen sie zu dem Schluss, doch einen Grund für eine Zwangseinweisung zu haben. Ich glaube, das ist zu einem wesentlichen Teil auf meine kleine, aber sehr tapfere Mutter zurückzuführen, die mit einem großen Respekt vor Autoritäten aufgewachsen ist, die aber trotzdem jederzeit bereit ist, wie eine Löwin zu kämpfen, wenn sie ihr Kind bedroht sieht. Später erfuhr ich, dass sie zum Oberarzt ging, sich mit ihren ganzen einhundertsiebenundfünfzig Zentimetern vor ihm aufbaute, ihm in die Augen sah und sagte, er solle doch so nett sein, gleich das Beerdigungsinstitut anzurufen, wenn er mich das nächste Mal entlasse, so dass sie das nicht tun müsse. In diesem Moment hat er dann wohl seine Meinung geändert. Und nachdem er sich dazu durchgerungen hatte, kamen eine ganze Reihe Menschen zu mir: Arzt, Pfleger, Polizei, eine Schwester als Anstandsdame – ich glaube, es waren zum Schluss gut und gerne sieben bis acht Leute bei mir, die mich packten und mich auf das Bett pressten, während es über den Flur in Richtung psychiatrische Abteilung ging. Es war so peinlich, dass ich die Augen schloss. Kein sonderlich guter Schutz, ich weiß, und ich wusste das auch damals, aber was sollte ich sonst tun. All diese Menschen drückten sich mitsamt dem Bett in den Aufzug, und keiner wollte loslassen. Sie hielten mich die ganze Zeit fest, ich kann mich aber nicht daran erinnern, dass auch nur einer mit mir gesprochen hätte. Der Ordnung halber sollte ich vielleicht präzisieren, dass dieses gefährliche Monster, das von acht Leuten, darunter zwei Polizisten, festgehalten werden musste, tatsächlich bloß ich war. Ich wog damals weniger als fünfzig Kilo, war nach drei Selbstmordversuchen in vier Tagen körperlich geschwächt und nach der langen Krankheit psychisch und physisch erschöpft. Ich war unbewaffnet, hatte nackte Füße und trug bloß ein Krankenhausnachthemd. Ich war wütend und verzweifelt, aber ein gefährliches Monster? Nein, ich glaube, das wäre wirklich eine Übertreibung.

Auf der Station betraten wir ein Zimmer. Sie hielten mich noch immer alle fest, doch endlich begann ein Arzt mit mir zu sprechen. Er sagte, dass sie mir jetzt eine Chance geben und mich loslassen wollten, ich dann jedoch ganz still liegen müsse. Bewegte ich mich auch nur ein kleines bisschen, würden sie mich wieder packen und festschnallen. Das Fixierbett stehe bereits auf dem Flur vor dem Zimmer bereit. Ob ich verstanden hätte? Er wartete die Antwort nicht ab, sondern gab den anderen ein Zeichen, die mich daraufhin losließen. Es ist unangenehm, im wahrsten Sinne des Wortes unten zu liegen, wenn alle anderen stehen. Und ich wollte das in diesem Moment nicht. Außerdem mag ich es, wie gesagt, nicht, herumkommandiert zu werden. Viele Jahre Erfahrung mit dem System, das eindeutig die Macht über mich hatte, gaben mir die Einsicht, dass ich sie nicht daran hindern konnte, über meinen Körper zu bestimmen, und dass es deshalb umso wichtiger war, meinen eigenen Willen zu behalten.

Deshalb sprang ich auf, kaum dass sie mich losgelassen hatten, und stellte mich in eine Ecke des Raumes. Ich war ganz still, presste meinen Körper gegen die Wand und sagte, wobei ich den Arzt ansah: »Acht gegen eine ist ganz schön feige, hat Ihnen das nie jemand gesagt?« Er reagierte gelassen, gab nicht den Befehl, mich zu packen, sondern ließ mich stehen, während er antwortete, er wisse schon, dass das nicht fair sei, aber sie hätten mich nur so sicher auf die Station bringen können. Dabei hatte er mich nie gefragt, und das sagte ich ihm: »Hätten Sie mich nicht vorher fragen können? Sagen, dass Sie ein Zimmer für mich haben, um auf mich aufpassen zu können? Ich bin müde. Ich will ja, dass mir geholfen wird, auch wenn ich nicht wirklich glaube, dass das möglich ist. Hätten Sie nicht fragen können, statt mich gleich alle zu packen? Ich kann doch noch reden!« All das sagte ich, und dann zitierte ich noch aus André Bjerkes Gedicht über den Flötisten Trompentast, der keinen Ton aus seinem Instrument herausbekam, was immer er auch versuchte, bis ein winziger Lufthauch den Ton zum Klingen brachte, und in dem es am Ende heißt, *»der Wind ist mein Freund, aber ich fürchte starke Männer«*. Er ließ mich ausreden, was mir wirklich imponierte. Und anschließend tat er etwas, was mir noch mehr imponierte: Er bat um Entschuldigung dafür, Gewalt angewendet zu haben, ohne zuvor mit mir gesprochen und andere Möglichkeiten probiert zu haben.

Das war das erste und einzige Mal, dass ein Arzt mich für irgendetwas um Entschuldigung bat, und ich fand das großartig. Ich war in einer unglaublich demütigenden Situation und fühlte mich winzig. Er war groß genug, mich ein wenig emporzuholen. Dafür bin ich noch heute dankbar. Und er fragte mich, ob er jetzt, da die Dinge nun einmal so gelaufen seien, etwas für mich tun könne. Ich erkannte, dass das ein reales Angebot war, und weil er mich mit Respekt behandelt hatte, wollte ich zusammenarbeiten und um etwas bitten, das wirklich in seinen Möglichkeiten stand, und nicht um etwas Sinnloses, Gefährliches oder Unpassendes. Ich forderte also keinen Freigang oder »sofort wieder gesund zu werden«, sondern dachte nach, um eine anständige Antwort auf eine anständige Frage zu geben. Ich kannte die Abteilung und wusste, dass sie in Ordnung war. Um Essen musste ich den Arzt nicht bitten, es war eine offizielle Klinik, so dass sich darum das Personal kümmern würde. Ich würde auch ordentlich behandelt werden und nach Hause telefonieren dürfen, wenn ich das wollte, aber das dauerte sicher noch eine Weile. Aber so, wie ich dastand, fühlte ich mich gelinde gesagt bloßgestellt: verschwitzt, mit zerzausten Haaren und in dem viel zu kurzen, hellblauen Krankenhausnachthemd. Deshalb blickte ich die einzige Schwester im Raum an und sagte: »Sie sind eine Frau wie ich, wie würden Sie sich fühlen, wenn Sie an meiner Stelle hier stünden, so bloßgestellt, wie ich es jetzt bin?« Sie antwortete nicht. Sah mich nur dumm und etwas verächtlich an. Denn ich war ja eine Patientin und sie eine Schwester, und vermutlich hätte sie dort auch nicht arbeiten können, wenn sie ständig dachte, dass ich wie sie war. Vielleicht war sie aber auch bloß müde oder einfach nicht nett und dachte, der Arzt rede zu viel dummes Zeug mit mir. Auf jeden Fall sagte sie nichts.

Ich aber bat den Arzt darum, ein Bad nehmen zu können und eine Schlafanzughose zu bekommen. Wie gesagt, die Station war in Ordnung und die Behandlung gut, aber ich wusste trotzdem, dass sie mich nach allem, was ich gerade getan hatte, nicht ins Badezimmer oder gar in die Wanne lassen konnten, außer der Arzt übernahm dafür die Verantwortung. Sonst würden sie gegen alle Sicherheitsregeln verstoßen. Sie würden mir auch keine Schlafanzughose geben, ohne dass er das genehmigte, da Pyjamahosen eine Kordel am Bund hatten und lange Beine und damit über Elemente verfügten, mit denen man sich Schaden zufügen konnte. Der Arzt war auch in dieser Hinsicht entgegenkommend, so dass wir einen Kompromiss eingingen. Ich bekam mein Bad, aber nur in Anwesenheit einer Schwester, die die ganze Zeit über bei mir sein sollte. Und ich bekam einen sauberen Pyjama mit Hose, aber ohne Kordel am Bund, so dass ich stattdessen einen Knoten in den Bund machen musste. Ich nahm mein Bad und genoss das warme Wasser, das nach all dem, was mein Körper hatte durchmachen müssen, ungemein gut tat. Ich war den Rest des Abends und der Nacht ruhig und kooperativ und brauchte keine Medikamente, um ruhig zu bleiben. Ich war mir vollkommen im Klaren darüber, welches Chaos mein Leben geworden war, und zutiefst verzweifelt, noch immer am Leben zu sein, obgleich ich dem Tod so nah gewesen war. Trotzdem gelang es mir, mich zusammenzureißen und mich einigermaßen normal zu verhalten. Ich war voller Respekt und Anstand behandelt worden. Man hatte mir zugehört und mich ernst genommen. Ich war wie ein Mensch behandelt worden, mit dem man reden und Absprachen treffen konnte. Ein Arzt hatte mich um Entschuldigung gebeten. Das alles gab mir die Hoffnung, dass es mit der Zeit vielleicht doch möglich sein könnte, ein wenig Hilfe zu bekommen, das Chaos zu entwirren, in das ich mich verstrickt hatte.

Was ich mir selbst angetan hatte, hätte leicht zu meinem Tod führen können und sollen. Aber als ich es tat, wollte ich nicht sterben, ich schaffte es eben einfach nur nicht zu leben. Und jetzt, da sich die Dinge anders entwickelt hatten, wollte ich noch immer nicht sterben. Ich vermochte noch immer nicht in meinem Chaos zu leben, und ich sah auch keine Lösung für meine Probleme, hatte aber wieder einen Funken Hoffnung. Die nächsten drei, vier Tage sollten zeigen, ob die weiteren Maßnahmen das kleine Flämmchen würden ersticken oder schüren können, doch an diesem Abend genügte mir das kleine Flämmchen. Ich hatte Fürsorge erfahren, Respekt und Hoffnung. Das war mehr als genug.

Ich bin oft zwangseingewiesen worden. Habe auf der Isolation gesessen, Kontaktsperren erlebt und an Händen und Füßen gesichert im Bett gelegen. Habe Zwangsmedikationen über mich ergehen lassen. Bin von der Polizei geholt worden, wenn ich eingewiesen werden sollte oder weggelaufen war. Ich habe ein bisschen Erfahrung darin, wie es sich anfühlt, wenn einem die Kontrolle genommen wird. Es kann schrecklich quälend sein, erniedrigend und schmerzhaft. Es kann einem aber auch ein bisschen Sicherheit geben. Meiner Erfahrung nach verläuft die Grenze zwischen Erniedrigung, Erträglichkeit und dem Gefühl der beginnenden Sicherheit nicht bei dem »Was«, sondern beim »Wie«.

In Norwegen hat nur die Polizei das Recht, Menschen gegen ihren Willen an öffentlichen Orten aufzugreifen und mitzunehmen. Das Gleiche gilt für das Eindringen in die Häuser der Betroffenen, um sie zu verhaften. Deshalb müssen auch Menschen, die so krank sind, dass sie gegen ihren Willen behandelt werden, von der Polizei geholt werden. Das ist etwas, »was« wir erdulden müssen. Aber das »Wie« ist etwas ganz Anderes. Die ersten Polizisten, mit denen ich in Kontakt kam, waren sehr freundlich. Ich war zu einer Therapiesitzung in einer Klinik, in der ich zuvor einmal Patientin gewesen war. Jetzt wohnte ich schon ein paar Wochen zu Hause, aber es ging mir eigentlich nicht sonderlich gut, und in den letzten Tagen hatten »die Stimmen« immer mehr die Kontrolle übernommen. Ich hatte sehr viel Angst und tat meistens, was sie sagten, denn das war noch zu Beginn meiner Reise, und ich war noch weit davon entfernt, auch nur zu ahnen, dass ich selbst hinter diesen Stimmen steckte und andere Möglichkeiten hatte, als ihnen zu gehorchen. Ich hatte meiner Therapeutin ein bisschen davon erzählt, welche Ängste ich ausstand und wie sie mich schikanierten, und im Auto auf dem Weg nach Hause waren die Stimmen voller Wut über diesen Verrat. Sie brüllten lauter und lauter, und ich wurde immer verzweifelter und versuchte schließlich aus dem fahrenden Auto zu springen. Ich tat es nicht wirklich, um mir zu schaden, nicht in diesem Moment, es war einfach nur so ungeheuer schwierig, auch nur einen Augenblick klar zu denken. Ich sah und hörte so viel, das mit der physischen Wirklichkeit nichts zu tun hatte, war in der anderen Wirklichkeit versunken und hatte eine solche Todesangst vor ihren Drohungen, dass ich nur noch an die Gefahr dachte, für die sie standen.

So vergaß ich, dass es nicht so schlau ist, aus einem fahrenden Auto zu springen. Mama saß am Steuer, sie war allein mit mir im Wagen und musste mich nun festhalten und gleichzeitig auf den Verkehr achten. Das ging natürlich nicht, so dass sie den Wagen anhielt und sich auf die Hupe legte, um Hilfe zu bekommen. Und Hilfe bekamen wir. Denn der Wagen hatte mitten auf der Majorstukreuzung, einer der größten Kreuzungen der Stadt, gehalten, wo sich gut eine halbe Million Augen auf mich richteten und meine Panik nur noch verstärkten. So fühlte es sich jedenfalls an. Die meisten taten genau das, sie starrten mich an. Aber ein Taxi mit ein paar jungen Männern hielt an – es schien sich bei ihnen tatsächlich um Psychologiestudenten zu handeln. Einer von ihnen öffnete die Wagentür und hockte sich vor mir auf die Straße, während er mit mir redete. Ich habe nicht die geringste Ahnung, wie er aussah oder was er sagte, vermutlich habe ich nicht viel davon mitbekommen. Aber ich weiß noch, dass seine Stimme und Augen beruhigend auf mich wirkten, und auch wenn seine Worte in diesem Moment keine Bedeutung für mich hatten, so tat es doch gut, seine ruhige Stimme durch das Brüllen der inneren Stimmen und des äußerlichen Verkehrschaos' zu hören. Und es tat gut, in seine ruhigen Augen zu blicken, statt in all diese geifernden Blicke um mich herum. Er war jemand, an dem ich mich festhalten konnte, als meine Welt einstürzte.

Und dann kam die Polizei. Zwei erwachsene, ruhige Männer, die durch ihre ganz eigene Stärke Sicherheit ausstrahlten. Sie ergriffen mich rasch und bestimmt und geleiteten mich ohne Umschweife in ihren Wagen und befreiten mich aus der Situation. Die anderen Details kenne ich nicht, zum Beispiel, was mit Mama geschah, dem Auto und all den anderen, ich erinnere mich aber, dass wir beide auf die Wache gebracht wurden und dass es weder Zögern noch Unsicherheit oder gar Brutalität gab. Sie sprachen mit mir, als sie den Fall aufnahmen, und erklärten mir, was sie taten. Vermutlich erkannten sie, dass ich ein verängstigter, kranker Teenager war, der sich nie hätte träumen lassen, einmal in einem Polizeiwagen zu enden. Das überstieg alles, was ich mir jemals für mich selbst vorgestellt hatte. Ich, das stillste Mädchen der Klasse, die in ihrer ganzen Schulzeit nie auch nur einen einzigen Eintrag bekommen hatte und die es einfach nicht schaffte, mal im Unterricht Lärm zu machen, auch wenn sie es sich von Herzen vorgenommen hatte.

Ausgerechnet ich sollte mitten auf der Majorstukreuzung am helllichten Tag von der Polizei aufgegriffen und in Handschellen in einem Polizeiwagen abtransportiert werden? Das war vollkommen irreal. All das Komplizierte ertrank in dem Chaos, und nur das Einfache blieb übrig. Ruhige Stimmen sind etwas Gutes. Worte sind kompliziert, so dass die meisten von ihnen verschwanden, aber eine Stimme blieb. Und ein paar wenige Worte. Aber nur diejenigen, die man mit so sicherer Stimme vorbrachte, dass ich sie zu hören wagte. »Komm her.« »Keine Gefahr.« »Hier rein.« »Ruhig, keine Angst.« Solche Worte konnte ich hören und auch verstehen. Und die Hände. Harte Hände sind gefährlich. Schnelle Hände sind gefährlich. Unsichere, tastende Hände sind gefährlich. Hüte dich vor gefährlichen Händen. Ruhige, feste Hände sind gut. Ruhige, sichere

Körper, die wissen, was sie tun, und die dich rasch aus dem Chaos ziehen können, dem Wirrwarr dort draußen, ohne dich hart anzufassen oder zu plötzlich zu kommen. Folge den ruhigen Händen, sie helfen dir. An all das andere, all das Komplizierte, konnte ich später denken. Jetzt brauchte ich eine einfache Welt.

Sie warteten, bis ich im Streifenwagen saß, aus dem Blickfeld der starrenden Unbekannten, ehe sie mir Handschellen anlegten. Es tat weh. Ich glaube, es gibt keine gute Art, Handschellen angelegt zu bekommen. Ich habe es nie anders erlebt als quälend, schmerzhaft und peinlich. Aber sie taten es schnell und vorsichtig, als niemand zusah, und der Mann, der neben mir saß, stützte mich während der ganzen Fahrt, so dass ich nicht mit dem Körper nach vorne schlug, weil ich mich mit den Armen nicht abstützen konnte. Trotzdem war mir noch nicht gut. Aber schon besser. Sie brachten mich in die Notaufnahme, wo ich ziemlich lange warten musste, bis ich mit einem Arzt sprechen konnte, aber sie redeten in dieser Zeit mit mir. Und als der Arzt entschieden hatte, dass ich verrückt genug sei, um zwangseingewiesen zu werden, fuhren sie mich dorthin, wo ich hin sollte. Die ganze Zeit über ruhig und ohne Moralpredigt oder Verurteilung. Mit ihrer natürlichen Professionalität machten sie aus einer schrecklich demütigenden und chaotischen Situation etwas Erträgliches. Es war ihnen anzumerken, dass sie so etwas gewohnt waren. Es schon öfter gemacht hatten. Sie waren weder wütend noch ängstlich oder schockiert. Sie sahen das Ganze professionell. Und das brachte mich auf den Gedanken, dass es vielleicht auch für mich eines Tages möglich war, einen Zugang zu alldem zu finden.

Es waren die ersten Polizisten, denen ich begegnete. Ich habe nie etwas Kriminelles getan, und ich habe auch keinen Eintrag in irgendeiner Akte, aber ich hatte sicher acht bis zehn Mal Kontakt mit der Polizei, meistens in Verbindung mit den verschiedensten Einweisungen, manchmal aber auch, wenn ich abgehauen war. Die allermeisten Situationen wurden gut gehandhabt. Manchmal war es nicht so gut und einige wenige Male ganz übel.

Es war Johannistag, und ich war mit Blumen an Papas Grab gewesen. Obgleich wir Mittsommer hatten und überall gefeiert wurde, fühlte ich mich unendlich einsam. Ich legte mich auf das Grab, weinte und redete mit meinen Stimmen – sie waren die Einzigen, die da waren. Später kamen Leute hinzu, die erkannten, dass ich krank war, und mich in die Notaufnahme brachten. Ich war einsam und voller Angst und blieb, den Oberkörper vor und zurück schwingend, im Wartezimmer sitzen. Obgleich ich erwachsen war, hatte ich meinen Teddy dabei. Ich fühlte mich sicherer, wenn ich ihn hatte, und er war an diesem einsamen Abend auch mit auf dem Friedhof gewesen. Ich weinte, ich sprach mit meinen Stimmen, ich kratzte mir ein bisschen die Haut auf, und ich muss zugeben, dass ich nicht wirklich in ein Wartezimmer passte, in dem Kinder mit Grippe und Mittelohrentzündung saßen. Ich verstehe, dass sich einige durch meine Anwesenheit gequält fühlten und dass das Ambulanzpersonal die Polizei rief. In einer idealen Welt gäbe es eine Notaufnahme für die Psychiatrie, aber in so einer Welt leben wir nicht. Somit hieß die Lösung: Polizei.

Sie nahmen mich mit in ein Untersuchungszimmer, und ich konnte mit einem Arzt reden. Er meinte, ich sollte eingewiesen werden, und ich hatte nicht wirklich etwas dagegen. Die Polizei passte auf mich auf, als der Arzt in der Klinik anrief und die nötigen Papiere ausfüllte. Vermutlich kratzte ich mich, mag sein, dass ich auch versucht habe, Glas zu zerbrechen, um mich zu verletzen. Auf jeden Fall legten sie mir Handschellen an. Ich hatte die Arme auf dem Rücken, und sie drückten sie hoch, statt sie hängen zu lassen. Das gefiel mir nicht. Ich setzte mich auf den Boden und drückte den Teddy mit den Knien an mich, denn meine Hände konnte ich ja nicht benutzen, und fühlte mich schrecklich einsam. Sie lachten über mich, nannten mich dumm, jämmerlich, übertrieben und forderten mich auf, das kindliche Getue zu lassen. Auf so etwas konnte ich nicht antworten. Ich saß mit Handschellen auf dem Boden, weinend und mit einem Teddy zwischen den Knien, während sie in Uniform über mir standen. Sie hatten Recht. Ich fühlte mich dumm und jämmerlich, aber das hätten sie nicht sagen müssen. Das wusste ich auch so. Sie sagten, ich sei zu alt für einen Teddy. Das stimmte. Sie sagten, sie hätten hier das Sagen. Auch das stimmte. Sie seien die Polizei und ich eine unzurechnungsfähige Patientin ohne Hände, die sich nicht einmal die Tränen abwischen könne. Sie sagten, sie könnten mir den Teddy wegnehmen. Das stimmte natürlich auch, und sie bewiesen es, indem sie es taten. Sie schnappten ihn sich, warfen ihn in den Papierkorb und sagten, sie würden ihn aus dem Fenster werfen, so dass ich ihn nie wiederbekam, wenn ich jetzt nicht lieb und still sei. Ich flehte sie weinend an. Sie lachten. Ich schob mich über den Fußboden und versuchte den Teddy aus dem Papierkorb zu ziehen, was nicht ganz leicht war, da sie meine Arme so weit oben am Rücken gefesselt hatten. Ich sah sicher ziemlich dumm aus, denn sie lachten die ganze Zeit. Zwei Mal hatte ich es fast geschafft, doch jedes Mal stießen sie mich mit der Stiefelspitze an, so dass ich umfiel. Aber ich versuchte es erneut. Ich verstreute Papier, und sie zwangen mich, alles wieder aufzuräumen – mit dem Mund. Aber zu guter Letzt schaffte ich es, und danach ließen sie mich meinen Teddy behalten. Ich hielt ihn auf dem Rücken fest, dort, wo meine Hände waren.

Als der Arzt zurückkam und sagte, dass alles bereit sei, baten sie mich aufzustehen. Sie halfen mir nicht hoch, doch dieses Mal lachten sie nicht über mich, schließlich war der Arzt zugegen. Und ich sagte nichts. Unten im Auto hatten sie einen Riesenschäferhund. Er war hinten im Auto in einem Käfig, bellte aber während der ganzen Fahrt zur Klinik. Sie legten mir keinen Sicherheitsgurt an, und ich traute mich nicht, etwas zu sagen, obgleich es höchst unangenehm war, so ungesichert dazusitzen, ohne Hände. Natürlich stützten sie mich nicht, aber sie machten sich auch nicht mehr über mich lustig. Niemand sagte etwas, nur der Hund knurrte. Durch das Fenster sah ich überall Sonnwendfeuer.

Es vergingen viele, viele Jahre, bis ich mich sicher genug fühlte, über diese Episode zu sprechen. Ich will damit jetzt hier in diesem Zusammenhang nicht ausdrücken, dass das ein normales Verhalten der Polizei war. Meine Erfahrung bestätigt das nicht. Aber ein Einzelfall ist es wohl auch nicht.

Zwangsbehandlung kann es auch auf den Stationen geben. Wieder denke ich, dass das »Wie« wichtiger als das »Was« ist. Mir ist mehrmals mit dem Fixierbett gedroht worden. »Wenn du dich nicht aufzuführen weißt, dann ...« Ich finde ein solches Verhalten nicht gerade klug. Das heißt, nachdem ich ein paar Mal an Händen und Füßen fixiert worden war, wusste ich, was das war, und hatte nicht mehr so viel Angst. Aber anfangs, beim ersten Mal, hatte ich die totale Panik. Damals hatten sie das Fixierbett in mein Zimmer geschoben und neben mein normales Bett, sozusagen »bereit« gestellt, und dort stand es mehrere Tage. Ich hatte eine solche Angst, dass ich nachts nicht schlafen konnte, und das wurde auch durch die beständige Drohung nicht besser: »Verhalte dich anständig, sonst ...« Damals jagte mir das einen Wahnsinnsschrecken ein, jetzt finde ich es nur noch dumm. Denn Fixierbetten sind eine stark in die Persönlichkeit eingreifende medizinische Maßnahme, die manchmal notwendig ist, um Menschen daran zu hindern, sich selbst oder anderen zu schaden. Ich sehe ein, dass so etwas nicht immer zu vermeiden ist, aber man sollte es nicht als Drohung benutzen. Ein Fixierbett ist keine und darf keine Strafe sein, sondern eine Maßnahme, auf die zurückgegriffen werden kann, wenn sie medizinisch gesehen erforderlich ist. Und in einem solchen Fall kann das sogar recht gut gehen. Denn es ist anstrengend, sich selbst zu verletzen, und schmerzhaft, die Kontrolle zu verlieren. Deshalb gibt es einem manchmal sogar ein Gefühl der Sicherheit, in einem solchen Bett zu liegen. Natürlich tut es nicht gut, aber ich war mir dann auf jeden Fall sicher, mir selbst nichts antun zu können, diese Verantwortung war mir dann abgenommen worden. Außerdem ist es neutraler, von Riemen gehalten zu werden als von Menschen, und es gab weniger Risiko, gekniffen oder falsch festgehalten zu werden. Anfangs habe ich mich immer heftig dagegen gewehrt, wenn sie mich fixieren wollten, später beruhigte ich mich in der Regel rasch wieder. Ich wusste, dass ich keine Wahl hatte und nicht loskommen würde, und dann beruhigten sich in der Regel auch die Stimmen, das heißt, sie taten es, wenn ich mich sicher fühlte. Denn es gab mir Sicherheit, wenn die Schwester eine Decke über mich legte, ich fühlte mich dann weniger bloßgestellt. Außerdem mussten sie so sitzen, dass ich sie sehen konnte, die ganze Zeit, sonst bekam ich Angst, schließlich konnte ich mich nicht verteidigen, gegen nichts. Wenn jemand bei mir wachte, den ich mochte und mit dem ich mitunter sogar reden konnte, war es gut. Am besten aber war es, wenn sie mir sagten, dass ich mich melden sollte, wenn ich etwas wollte. Auch wenn ich nie davon Gebrauch gemacht habe, fühlte es sich sicherer an zu wissen, dass man diese Möglichkeit hatte.

Zwang kann auch auf etwas originellere Weisen ausgeübt werden, obgleich ich mir nicht sicher bin, ob das rechtlich ganz in Ordnung ist. Auf einer Station, auf der es mir überhaupt nicht gefiel, gab es das Problem, dass ich ständig weglief. Obschon ich nur selten etwas wirklich Dummes machte, gab es ein paar unglückliche Episoden, und ich verstehe ja auch, dass sie mich am Ausreißen hindern mussten. Das taten sie, indem sie mir komplett verboten, aus dem Haus zu gehen. Das war ziemlich effektiv, aber auf der anderen Seite konnten sie so auch nicht testen, ob ich verlässlicher geworden war. Ich konnte mich in keiner Weise weiterentwickeln, so dass ich natürlich nur noch trotziger wurde und der Wunsch auszubrechen beständig wuchs. Es war zu der Zeit, als in Rumänien Ceauşescu gestürzt wurde, und ich las in der Zeitung, wie sich sein Sohn darüber beklagte, dass sein Vater im Gefängnis nur eine Stunde Hofgang pro Tag habe. Ich hatte nie Völkermord begangen, und eine Stunde pro Tag an der frischen Luft kam mir ungeheuer verlockend vor. Mir hätte ja schon eine Stunde pro Woche gereicht, ich wollte nur einmal die Sonne spüren, den Regen und ein paar Menschen um mich herum sehen. Schließlich wurde es zu einem Problem, dass seit dem letzten Ausgang so viel Zeit vergangen war.

Als es über ein Jahr zurücklag, dass ich das letzte Mal an der frischen Luft gewesen war, wurde dies auch den Verantwortlichen in der Abteilung bewusst. Deshalb entschied man sich, mir freizustellen, mal wieder nach draußen zu gehen – dann aber an der Leine. Ich gab dem Personal mein Taschengeld, und sie gingen in eine Zoohandlung und kauften eine solide lederne Hundeleine. Sie zogen sie durch meinen Hosenbund, befestigten das andere Ende bei sich. Und dann gingen wir spazieren. Wie gesagt, das war freiwillig. Niemand zwang mich dazu, und ich konnte mich jederzeit gegen diese Ausgänge wehren. Aber das hätte bedeutet, gar nicht rauszugehen. Und es war ein Jahr her, dass ich zuletzt an der frischen Luft gewesen war. Es war Frühling, und es tat so gut, die Sonne und den Wind zu spüren und die Menschen, die Blumen, ja, die Welt zu sehen, wo es so lange her war, dass ich zuletzt die Welt gesehen hatte. Deshalb nahm ich dieses Angebot in der Regel an. Wir machten Spaziergänge auf dem Klinikgelände, manchmal aber auch größere Ausflüge. Ich war in Oslo, lief über die Karl Johan und war im Kino. An der Leine. Natürlich gefiel mir diese Leine nicht, aber es gefiel mir, nach draußen zu kommen. Und auch wenn diese Leine therapeutisch nicht klug war und sicher auch nicht gerade gut für mein Selbstbewusstsein oder mein psychisches Wohlergehen, so tat es mir gut, der Welt guten Tag zu sagen.

Es machte auch nicht jeder vom Personal von dieser Leine Gebrauch. Ein Bewacher, ein wahnsinnig durchtrainierter Typ, der Triathlon machte, sagte mir direkt ins Gesicht, dass ich so viel laufen könne, wie ich wollte, ihm könne ich doch nicht weglaufen. Und das tat ich auch nicht. Wenn wir einen Spaziergang machten und ich zu laufen versuchte, hielt er mich nicht zurück, sondern lief einfach neben mir her, egal, wohin ich lief, und redete dabei weiter, als wäre nichts geschehen. Und wenn ich nicht mehr konnte und stehen blieb – ich hatte nach dieser langen Internierung kein bisschen Kondition –, hielt er auch an. Er hat das nie als einen Versuch bezeichnet wegzulaufen. Er hat nicht einmal darüber gesprochen. Das war für ihn und mich am besten so.

Aber wie kann man Zwang und Respekt, Fürsorge und physische Macht kombinieren? Ich glaube, es kommt sehr darauf an, den Betroffenen zuzuhören. Auch wenn es mir sehr schlecht ging und ich kaum die Verantwortung für die wichtigen Dinge übernehmen konnte, war es meistens möglich, in bestimmten Punkten mit mir zusammenzuarbeiten. Zum Beispiel bei der Frage, in welches Krankenhaus sie mich zwangseinweisen sollten. Selbst als ich schwer psychotisch inmitten des Verkehrschaos auf der Majorstukreuzung hockte, konnte ich kurzen, freundlichen Befehlen Folge leisten: »Steh auf.« »Komm mit zum Auto.« »Alles wird gut, keine Angst.« »Setz dich ins Auto.« Man könnte meinen, es mache keinen großen Unterschied, aber in diesem Fall war es entscheidend, dass die freundlichen Befehle von mir verlangten, zum Auto zu gehen, und ich nicht dorthin gezerrt wurde. Es war der Unterschied zwischen sehr viel und sehr wenig physischer Macht. Ein Unterschied, der die Grundlage legte für ein vorsichtiges Vertrauen, das es viel leichter machte, mit mir umzugehen, als wir auf den Arzt warteten. Denn ich wollte ja immer Hilfe bekommen. Und ich wollte immer zusammenarbeiten. Das heißt nicht, dass ich das immer tat, denn sehr oft tat ich es nicht.

Manchmal weil ich wütend war, häufig weil ich Angst hatte und oft weil ich es nicht verstand.

Es ist nicht leicht, die Welt zu verstehen, wenn man psychotisch ist. Viele der üblichen Fixpunkte verschwinden, das, worauf man vertraut, funktioniert nicht mehr, man kann seinen eigenen Augen und Ohren nicht mehr trauen, und Regeln verlieren ihre Bedeutung. Dein Kopf, der dir aus der Krise helfen sollte, ist die eigentliche Ursache der Krise, und keine der Lösungen, die man gelernt hat, greifen mehr. All die komplizierten Strategien brechen zusammen, und es bleibt nur noch das Einfache. Eine ruhige Stimme. Nette Augen. Klare Anweisungen. Ein Arzt, der sich die Zeit nimmt zuzuhören, der anerkennt, dass »acht gegen eine« feige ist, und der genügend Größe hat, ein Bedauern auszusprechen, an dem man wachsen kann. Menschen, die erst fragen und nur dann Zwang anwenden, wenn sie zuvor vergeblich versucht haben, eine Zusammenarbeit zu erreichen. André Bjerke hatte Recht: Es ist leicht, seine Macht auszuspielen, aber eine Musik wird nicht daraus. Ich hätte durchaus mit Menschen kooperieren können, die Zwang gegen mich ausübten, wenn sie es auf anständige Weise getan hätten. Denn Zwang hat einen Einfluss auf einen selbst. Eine durchdachte Zwangsmaßnahme, durchgeführt mit maximaler Behutsamkeit und in dem ständigen Versuch, zusammenzuarbeiten, zu informieren und den Respekt zu bewahren, ermöglicht es, das Selbstwertgefühl deutlich weniger zu schädigen und wesentlich mehr Hoffnung und Würde zu bewahren. Und ich weiß – schließlich war ich dabei –, dass es viel leichter war, mit mir umzugehen, wenn ich noch ein bisschen Hoffnung und Respekt vor mir selbst hatte, als wenn alles kaputt war.

»Freedom is just another word for nothing left to lose«, heißt es in einem Lied von Janis Joplin. Wenn dir alles genommen ist und du nichts mehr zu verlieren hast, weder Ehre, Selbstachtung, Gesundheit, Beruf, Freunde, Zukunft noch sonst irgendetwas, dann bist du ganz, ganz frei. Und schrecklich gefährlich. Denn dann gibt es nichts mehr, was dich hält. Zwang kann notwendig sein. Ich wäre heute nicht mehr am Leben, wenn man in der Psychiatrie keinen Zwang anwenden dürfte. Aber Demütigungen und Gewalt sind unnötig. Ich bin von Menschen auf den Rücken geworfen worden, die sich darauf verstanden haben, die Kurse besucht haben und wussten, wie sie es tun mussten. Es ist unangenehm, tut aber nicht weh. Andere wiederum haben mich über Türschwellen gezerrt, so dass mein Kopf auf dem Boden aufschlug, mich auf Betonboden gepresst, ein Knie im Rücken, und meinen Kopf so in ein Kissen gedrückt, dass ich keine Luft mehr bekam und mich nicht mehr wehren konnte. Das tut weh. Manchmal kann ich noch heute vor Schmerzen nicht schlafen, die Albträume kommen zwar immer seltener, sind aber noch nicht verschwunden. Meine Handgelenke schmerzen noch heute, wenn ich mit der Polizei zu tun habe. Manchmal ist das ein Teil meiner Arbeit, und ich habe keine Probleme damit, spüre aber noch immer, wo die Handschellen saßen.

Ich weiß, dass Zwang ohne Respekt und Fürsorge großen, dauernden Schaden anrichten kann, denn ich habe das erlebt und spüre noch heute die Nachwirkungen. Und ich weiß, dass es möglich ist, Zwang mit Respekt durchzuführen. Denn ich erinnere mich an eine Schwester, vier Pfleger, zwei Polizisten und einen Arzt, die sich die Zeit nahmen, sich das Gedicht über den Flötisten Trompentast anzuhören. Das war nicht die Welt, damals aber war es mehr als genug.

»Das Pferd ist ein Huftier«

Ich habe schon immer Pferde gemocht, besonders als Teenager. Ich dachte an Pferde, phantasierte über Pferde, hatte Pferdenamen auf mein Fahrrad gemalt und »ritt« überall auf ihnen herum – und irgendwann bekam ich auch wirklich Reitstunden. Aber mein Traum war natürlich ein eigenes Pferd – oder wenigstens ein Pferd, das beinahe mir gehörte. Eines Tages kam eine meiner Freundinnen mit einem Vorschlag. Sie kannte in Fahrradentfernung einen Ort, wo wir ein Pflegepferd bekommen konnten. Das Problem war nur, dass auch das noch Geld kostete und dass wir vielleicht noch ein bisschen jung waren, aber wir könnten es ja zusammen machen – wenn ich wollte? Ob ich wollte? Etwas Besseres hätte doch gar nicht passieren können, darüber waren wir uns beide einig. Wir trafen eine Absprache mit dem Stall, und in der Woche, in der wir auf die endgültige Entscheidung warten mussten, dachten, träumten und redeten wir ausschließlich von Pferden. An dem Nachmittag, an dem wir wieder zum Reiterhof wollten, rief meine Freundin an und sagte, sie hätte es sich anders überlegt. Pferde seien doch eigentlich langweilig. Ich war vollkommen perplex – was war denn jetzt los? Egal, wir hatten eine Absprache getroffen, und ich wollte versuchen, meinen Teil so gut wie nur möglich zu erfüllen. Es regnete, als ich zum Stall radelte, und schließlich stand ich auf einer Koppel vor einem Pferd, das genauso nass war wie ich. Und – wie ich später herausfand – auch genauso mies gelaunt wie ich. Aber zuerst sprach ich mit dem Besitzer, der enttäuscht war, dass ich jetzt doch allein war, mit nur zwölf Jahren und erst einem Jahr Reitunterricht. Er machte kein Hehl aus seiner Enttäuschung. Danach suchte ich in einem unordentlichen, fremden Stall nach Sattel, Zaumzeug und Putzzeug und versuchte mich um den launischen, nassen Gaul zu kümmern, der ganz und gar nicht so war wie die braven Reitschulpferde, mit denen ich bislang zu tun gehabt hatte. Als ich das Tier endlich wieder auf die Koppel brachte, blieb es wie zuvor still und widerspenstig im Regen stehen und weigerte sich standhaft, sich zu rühren. Zwei Jungs saßen auf einem Weidezaun und riefen mir wenig aufmunternde Kommentare zu. Das Pferd weigerte sich weiterhin, irgendetwas zu tun. Die ganze Situation war total schrecklich.

Es regnete noch mehr, als ich mit dem Fahrrad wieder nach Hause fuhr. Wütend und enttäuscht, verletzt, gedemütigt, traurig und mit einem Haufen zerplatzter Träume, die an meinem Herzen nagten. Ich war so verzweifelt, wie man es nur als junger Teenager sein kann, wenn man von einer Freundin verraten worden ist. Wenn ein Traum geplatzt ist und man von den Großen gedemütigt worden ist. Und als ich da durch den Regen fuhr, ging mir die ganze Zeit über ein Satz durch den Kopf, ein Satz aus dem Biobuch zum Thema »Pferd«. Dort stand, dass »das Pferd ein Huftier ist, das von dem dreizehigen Urpferd Eohippus abstammt«. Dieser Satz strahlte mit all seiner fachlichen, gefühllosen Korrektheit etwas ungemein Blödsinniges aus. Er war vollkommen richtig, unangreifbar und für meine Situation vollständig unnütz, so dass er zum blanken Hohn geriet.

Viele Jahre später, als die Schizophrenie vorbei war und ich das Studium aufgenommen hatte, begegnete mir wieder so ein Satz. Er stand in meinem Psychiatrielehrbuch, und mein Herz erkannte ihn sofort wieder: »Schizophrenie ist gekennzeichnet durch mangelnde soziale Beziehungen, teils bedingt durch

Schwierigkeiten, zwischenmenschliche Kontakte aufrechtzuerhalten, Probleme zu verarbeiten oder andere instrumentelle Rollen zu bekleiden und der mangelnden Fähigkeit, auf sich selbst zu achten, z. B. durch schlechte oder mangelnde körperliche Hygiene.« Das alles ist bestimmt richtig, fachlich korrekt und vernünftig – aber wofür kann man einen solchen Satz eigentlich brauchen? Ja, klar, von außen betrachtet gibt er eine Beschreibung, eine Klassifizierung – »Das Pferd ist ein Huftier«, »Schizophrene haben mangelnde soziale Beziehungen« –, um Außenstehenden etwas erklären zu können, Schülern oder Studenten. Aber diese Sätze können und wollen die unglaubliche Vielzahl der Individuen nicht erklären, ob es sich nun um Pferde oder Menschen handelt, und auch nicht die ganz speziellen Umstände, die sie zu dem gemacht haben, was sie in einer speziellen Situation sind. Es sind Sätze, die vermeintlich universelle Wahrheiten präsentieren, weit, weit weg von Träumen und Freunden, Verrat und Tränen. Sätze, die ganz und gar wahr und dadurch vollkommen unbrauchbar sind. Sie geben keinen Trost, und sie wecken mit all ihrer Korrektheit noch nicht einmal die Neugier. So ist es eben: Pferde sind Huftiere, Schizophrene haben verminderte soziale Fähigkeiten. Und was bleiben einem dann noch für Fragen? Viele, natürlich, aber das erkennt man in diesem Moment nicht. Und deshalb ist mein Herz immer ein bisschen auf der Hut, wenn es solche Sätze hört. Wahrheit ohne Neugier wird schnell ein bisschen beklemmend.

Ein anderer dieser Wahrheitssätze lautet: »Generell sind die schizophrenen Leiden durch fundamentale und charakteristische Änderungen der Denkweise und des Verständnisses gekennzeichnet sowie durch andauernde unpassende Gefühle.« Auch dieser Satz stand im Lehrbuch, und auch er ist so wahr und korrekt und vernünftig, dass es wie blanker Hohn klingt. Auch wenn ich verstehe, was er ausdrücken soll, frage ich mich, wer denn bitte entscheiden darf, welche Gefühle wann »passend« sind?

Ich erinnere mich an das große Grau, die unendliche Tristesse, die ich empfunden hatte, bevor die Krankheit wirklich deutlich wurde. Ich weiß noch, wie die Welt ihre Farben verlor und ich Angst hatte, tot zu sein. Ich war unsicher, ob ich wirklich richtig existierte oder nur in der Phantasie der Gedanken eines Menschen oder einer Person in einem Buch. Denn alles war so leer und grau. Ich gehe davon aus, dass man das als »unpassende Gefühle« bezeichnen kann. Außerdem weiß ich, weil ich es gelernt habe, dass diese Periode des Graus, der Leere, der Zurückgezogenheit und der veränderten Wahrnehmung in der psychologischen Fachsprache als »Prodromalsyndrom« bezeichnet wird. Eine Bezeichnung für die Periode vor dem eigentlichen Ausbruch der Krankheit. Diese Zeit kann eine Weile dauern, so dass häufig zwei bis drei Jahre vergehen, bis die Umgebung registriert, dass etwas nicht stimmt. Prodromalsyndrom. Grauheit. Zwei Beschreibungen des gleichen Zustands, die sich aber dennoch fundamental unterscheiden. Eine klinische Beschreibung und eine Beschreibung aus einem gelebten Leben. Das gleiche und dennoch alles andere als dasselbe.

Ich erinnere mich auch noch daran, dass ein Arzt starb. Plötzlich und unerwartet. Ich kannte ihn nicht, wohl aber andere auf der Station. Sie sagten, er sei nett gewesen, und weinten. Ich lachte, und obgleich ich mich in meinem Innersten schämte, konnte ich weder zu lachen aufhören noch sagen, wie sehr ich dieses Lachen bedauerte. Auch das kann man sicher als »unpassendes Gefühl« bezeichnen.

Ich weiß, ich sah Wölfe und hörte Stimmen, und manchmal wurden die Häuser so groß und beängstigend, dass ich nicht mehr weitergehen konnte, sondern wie angewurzelt stehen blieb und zu spät zur Arbeit kam. Meine Worte kamen nicht immer als norwegische Wörter über meine Lippen, sondern als ein Chaos, das ebenso unverständlich war wie meine Wirklichkeit: »nagano galinga boskito te noriva«. Und ich weiß, dass ich dachte, meine Gedanken und Handlungen hätten weit mehr Einfluss und könnten Geschehnisse in weiter Ferne heraufbeschwören. Ich war überzeugt, dass andere Menschen sterben konnten, wenn ich nicht um mich herum einen Kreis aus Blut auf dem Boden zog und regungslos darin sitzen blieb, bis mir die Stimmen erlaubten, wieder aufzustehen und ihn zu durchbrechen. Ich bin einverstanden, das kann man wohl als »fundamentale und charakteristische Änderungen der Denkweise und des Verständnisses« bezeichnen.

Ich will ganz und gar nicht andeuten, dass es gesund oder normal oder irgendwie erstrebenswert ist, so zu sein. Ich war krank, sehr krank, verwirrt, und ich hatte Schmerzen. Ich war ängstlich, traurig, wütend und verzweifelt. Aber ich war noch immer ich. Und die Gedanken und Gefühle, die ich hatte und ausdrückte, waren noch immer verständlich, sie waren nicht die Krankheit. Sie waren ich.

Es ist mehr als hundert Jahre her, dass der Begriff »Schizophrenie« geprägt wurde, doch noch immer gibt es reichlich offene Fragen, was diese Krankheit eigentlich ausmacht und was sie verursacht. Doch obschon man die Ursachen solcher Symptome wie Verwirrung, Wahnvorstellungen und Halluzinationen nicht kennt, muss man sich ihnen in der Praxis stellen. Und das kann man aus verschiedenen Blickwinkeln tun: Man kann die Symptome als sinnerfüllte Sprache deuten und ihre inneren Zusammenhänge interpretieren, zum Beispiel zwischen den Wölfen und den Wolfszeiten, dem Kapitän und der Kontrolle oder der Leere und der Tapete. Man kann in den Symptomen auch die Folge der beraubten und betrübten Sprache sehen und sich näher mit der Lebenssituation und den Kommunikationsmöglichkeiten der Patienten beschäftigen. Oder man kann die Symptome als Ausdruck dessen verstehen, was bleibt, wenn alles andere verloren ist, eine einsame Kohlmeise und ein helfender Wolf.

Meiner Meinung nach können alle diese Blickwinkel nützlich und richtig sein. Wenn ich an meine eigene Geschichte zurückdenke und an die anderer Patienten, die ich getroffen habe, sowohl als Kranke als auch später als behandelnde Psychologin, erkenne ich deutlich, dass ein und dasselbe Symptom bei einer bestimmten Person aus allen drei Blickwinkeln betrachtet werden kann, abhängig von der speziellen Situation, in der sich dieses Symptom bemerkbar gemacht hat. Aber der erste Blickwinkel ist der wichtigste, und der ist auf die Krankheit gerichtet: Der Kopf ist chaotisch, man versteht weder sich selbst noch die anderen so, wie man sollte, und kann sich auch nicht so ausdrücken, dass man von anderen oder sich selbst richtig verstanden wird. Das ist der grundlegende Fehler. Aber wenn er erst gemacht ist, folgen andere Dinge, und die Krankheit zeitigt direkte und indirekte Konsequenzen.

Viele der üblichen Problemlösungen und Strategien verschwinden zeitgleich mit dem Auftauchen neuer Symptome. Und in einer solchen Situation können Symptome neue und ganz andere Bedeutungen bekommen. Wenn man einen Hammer und einen Schraubenzieher hat, wird man den Schraubenzieher nutzen, um damit die Schrauben einzudrehen, und mit dem Hammer einen Nagel in die Wand schlagen. Bekommt man aber den Hammer abgenommen, obgleich man noch immer einen Nagel einschlagen muss, wird man es mit dem Griff des Schraubenziehers versuchen. So habe ich einen Teil meiner Symptome erlebt. Sie meldeten sich erst als eine Art Ausdruck dafür, dass etwas in meinem Leben grundsätzlich falsch lief und nicht mehr funktionierte, doch mit der Zeit konnten die ursprünglichen Symptome auch alternative Anwendungsgebiete bekommen, so dass das gleiche Symptom auf unterschiedliche Art aufgefasst werden konnte. Montags war es gut möglich, dass meine Selbstverletzung am ehesten als metaphorischer Ausdruck eines inneren Schmerzes zu verstehen war oder des Bedürfnisses nach Wiederaufnahme einer illusorischen Form von Kontrolle über eine chaotische Wirklichkeit, während die gleiche Selbstverletzung dienstags vielleicht mehr als Ausdruck von Einsamkeit und dem Wunsch nach Kontakt mit dem Personal zu verstehen war.

Ich weiß aber auch, dass nicht alle Symptome in dieses Modell passen. Einige Symptome, insbesondere diejenigen, die das Muster der Gedanken und des Verständnisses beeinflussen, lassen sich dieser Einteilung eigentlich nicht unterordnen. Das ist ein grundlegendes Problem, basierend auf der mangelnden Fähigkeit zu verstehen, zu interpretieren und Eindrücke zu bearbeiten, und dieses Manko beeinflusst seinerseits die Entwicklung der anderen Symptome. Ich weiß, dass die Welt für mich oft sehr konkret war, so dass ich Bilder und Vergleiche oft wörtlich genommen und mich entsprechend verhalten habe. Nahm ich zum Beispiel am Frühsport in der Klinik teil, war aber an diesem Tag nicht motiviert, etwas an mir zu ändern, dann wollte ich mich nicht strecken, also ganz konkret die Hände über den Kopf nehmen und mich möglichst lang machen. Für mich wäre das wie eine Lüge gewesen, weil ich ja wusste, dass ich mich an diesem Tag nicht strecken wollte, sei es nun in der Therapie oder im Sport. Deshalb ärgerte es mich auch, wenn das von mir erwartet wurde, schließlich hatte ich das gesagt, so dass sie einfach nur hätten zuhören müssen. Dachte ich und verstand nicht, dass es für die anderen selbstverständlich nicht möglich war zu verstehen, was ich meinte, oder dass ich überhaupt etwas auszudrücken versucht hatte.

In gleicher Weise konnte ich auch die Äußerungen anderer, ihre Handlungen und Intentionen missverstehen. Ich erinnere mich an eine Schwester, die abends auf der Station ihre Runde machte und unsere Kleider einsammelte, die wir nachts nicht bei uns haben durften. Sie war gerade bei dem Mann im Nebenzimmer gewesen und hatte seine Sachen geholt und war nun bei mir, um meine Kleider einzusammeln. Während sie im Zimmer war, ging ein Alarm los, so dass sie alles fallen ließ und auf den Flur stürzte, weswegen die Joggingschuhe meines Nachbarn und seine Kleider bei mir liegen blieben. Er war ein Mann mit großen Schuhen und langen Schnürsenkeln. Ich war traurig und enttäuscht, denn ich mochte diese Schwester und hatte geglaubt, sie möge mich auch, weshalb ich absolut keine Lust hatte, mir an diesem Abend das Leben zu nehmen. Trotzdem tat ich gehorsam, um was sie mich gebeten hatte. Ich zog die Schnürsenkel aus den Schuhen, um einen Strick zu machen, an dem ich mich erhängen konnte. Ich gebe zu, ich habe mich nicht beeilt, nicht wirklich, denn ich wollte mir ja nichts antun und hoffte wohl darauf, dass sie sich anders entschied. Trotzdem war ich mit meinen Vorbereitungen schon fast am Ende, als sie wiederkam, und sie wurde wütend. Vermutlich hatte sie plötzlich auch Angst, aber das habe ich damals nicht verstanden. Ich war nur verwirrt, wütend und enttäuscht. Schließlich hatte sie mich selbst darum gebeten, indem sie die Schuhe bei mir gelassen hatte, und hatte deshalb keinen Grund, böse auf mich zu sein. Für mich war eine konkrete Handlung – und dabei konnte es sich auch um ein Missverständnis handeln – ebenso bedeutend wie eine Aussage, andererseits konnte ich aber auch Aussagen missverstehen. Ich deutete Bilder konkret und konkrete Dinge häufig als Bilder. Das musste ich schon lange so getan haben, denn wenn ich heute Bücher lese, die ich als Teenager mochte, erkenne ich, vieles missgedeutet zu haben und Zweideutigkeiten gesehen zu haben, wo es keine Zweideutigkeiten gibt. Deshalb kam es häufig zu Missverständnissen, und auch ich wurde häufig missverstanden. Die Welt war in Unordnung und schwer zu verstehen, und da ich häufig etwas nicht verstand, wurde ich wütend und verzweifelt. Ich schaffte es nicht, mit den Menschen um mich herum zusammenzuarbeiten, weil ich nicht kapierte, was da vor sich ging. Und sie kamen wohl auch häufig gar nicht erst auf die Idee, mit mir zusammenzuarbeiten, weil sie dachten, ich wollte nicht. Das war nicht der Fall. Ich wollte, verstand aber nicht, wie.

Will man eine anständige Zusammenarbeit hinbekommen, muss man Beschreibungen und Diagnosen hinter sich lassen und auf das Verständnis, die Ressourcen und die Lebenssituation eingehen. Denn ein Symptom ist immer genau das, ein Symptom *für* etwas, etwas anderes, und nicht die Krankheit an sich. Das ist möglicherweise die größte Gefahr der Diagnose. Symptome werden so schnell zirkulär und verbergen oftmals das Wichtige. Eine Diagnose stellt man ausgehend von den Symptomen, die eine Person hat: zwanghaftes Handeln, Halluzinationen usw. Arnhild hört Stimmen (neben zahlreichen anderen Symptomen), also ist Arnhild schizophren. Warum hört Arnhild Stimmen? Weil sie schizophren ist. So schließt sich der Kreis. Es kommt nichts hinzu, man kommt aber auch nicht aus ihm heraus, und es bleibt unmöglich, ein tieferes Verständnis für irgendetwas zu erreichen. Eine Beschreibung als solche kann nichts erklären. Dafür braucht es ein tiefergehendes Wissen.

Mit dem, was ich heute weiß, kann ich sagen, dass mein Zustand, meine Krankheit, die *Form* und den Ausdruck der Gedanken und Gefühle beeinflusst hat, nicht aber den *Inhalt*. Will eine Person mit einem gebrochenen Bein vom Wohnzimmer in die Küche gehen, um sich etwas zu trinken zu holen, wird die Form der Handlung verändert sein gegenüber der Zeit vor dem Beinbruch. Sie wird langsamer gehen, humpeln, Krücken gebrauchen, und es wird ihr schwerfallen, das Glas auf herkömmliche Weise ins Wohnzimmer zu bekommen. Aber der Inhalt, der Durst, der Wunsch, selbst etwas zu tun, um ihren Durst zu löschen, wird der gleiche sein. Natürlich passt dieses Bild nicht ganz, und selbstverständlich kann ein gebrochenes Bein eigentlich nicht mit einer derart langwierigen und ernsthaften Krankheit wie Schizophrenie verglichen werden. Aber für mich war es so, als existierte ich noch immer irgendwo da drinnen und als ob das, was ich wollte und mir wünschte, das gleiche sei, das ich mir immer gewünscht hatte und auch heute noch wünsche: Leben, Entwicklung, Fortschritt; einen guten Alltag für mich und die Menschen, die mir wichtig waren; Verständnis, Sicherheit und Gemeinschaft mit anderen Menschen. Ich schaffte es nur nicht. Und obgleich der Inhalt da war, war die Form, in der er sich präsentierte, so verdreht und verwirrt, dass weder ich noch andere ihn verstanden. Die Tatsache, etwas nicht zu verstehen, bedeutet aber nicht, dass es unverständlich ist. Es bedeutet nur, dass man etwas härter daran arbeiten muss, den Sinn zu erfassen.

Was mich an den »wahren Lehrsätzen« am meisten schreckt, ist die Tatsache, dass sie sich so sehr auf die Form beziehen, das äußerlich Sicht- und Beschreibbare, so dass nur wenig Raum für den Inhalt bleibt. Sie sind so besessen von der Beschreibung, dass kaum mehr Platz für das Verständnis bleibt. Und sie sind so besessen von dem Abweichenden, dem Bizarren, dass das menschlich Verständliche so vollkommen verschwindet, dass man beinahe vergisst, tatsächlich zu existieren. Und das macht mir Angst. Denn ich war da. Ich weiß, dass ich verständlich war, menschlich, auch wenn mir klar ist, dass ich so leicht nicht zu verstehen war. Ich glaube nicht daran, dass diese beschreibenden Lehrsätze des abweichenden Verhaltens wirklich dazu angetan sind, die Neugier und Motivation zu wecken, die notwendig ist, um hinter die kategorisierenden Beschreibungen zu gelangen, um die lebendige Wirklichkeit dahinter zu entdecken.

Was ist schizophren? Auf diese Frage gibt es viele Antworten. Eine dieser Antworten lautet: Schizophrenie ist eine Diagnose innerhalb der Psychiatrie. Einfach ausgedrückt ist eine Diagnose ein Teil eines Diagnosesystems, das heißt eine Einheit in einem Kategorisierungssystem. So wie ein Pudel eine Hunderasse ist, die wiederum zu den Säugetieren gehört, ist die Schizophrenie ein Zustand der Psychose, die wiederum zu den psychischen Erkrankungen zählt. Also nicht mehr und nicht weniger als eine Art, Informationen über ein Thema zu sortieren und zu ordnen.

Es gibt die verschiedensten Kategorisierungssysteme für Krankheiten. In den USA nutzt man üblicherweise das DSM-IV-System, während wir in Europa auf das bereits an anderer Stelle erwähnte System ICD-10 zurückgreifen. Es ist, wie schon gesagt, ein internationales Klassifizierungssystem für Krankheiten, erarbeitet von einer Reihe von Fachleuten mit den unterschiedlichsten Hintergründen unter der Regie der Weltgesundheitsorganisation WHO. Die Zehn hinterder Abkürzung steht für die zehnte Ausgabe und zeigt, dass dieses Diagnosesystem fortlaufend revidiert und bearbeitet wird. Im Moment beziehen wir uns auf diese Version, die, wenn auch nicht viel, so doch ein wenig von der vorigen abweicht und die vermutlich mit der nächsten Ausgabe wieder etwas verändert werden wird.

Ein Punkt ist wichtig: Diagnosen – und besonders psychiatrische Diagnosen – sind etwas ganz anderes als Pudel oder Retriever. Hunde, Blumen, Fische, Gesteinsarten und vieles, vieles andere in der Welt unterliegen ganz natürlichen Kategorien. So dass wir alle ohne jeden Zweifel einen Hund von einer Katze unterscheiden können. Es gibt grundlegende und beweisbare Unterschiede zwischen Hunden und Katzen und keine Zweifelsfälle oder Überlappungen bei einzelnen Arten.

Ganz anders verhält es sich mit psychiatrischen Diagnosen. Daraus resultiert unter anderem, dass es keine naturgegebenen und endlichen Grenzen zwischen den verschiedenen Gruppen gibt. Zahlreiche Überlappungen sind möglich, so dass die gleichen Symptome bei ganz unterschiedlichen Diagnosen vorkommen können. Diese unterschiedlichen Diagnosen können auch ein wenig »ineinander übergehen« und zumindest zum Teil den gleichen Zustand beschreiben. Es wird auch in Zukunft nötig sein, Kategorisierungssysteme in regelmäßigen Abständen zu revidieren. Die Fachleute, die an diesen Diskussionen teilnehmen, kommen aus den verschiedensten Bereichen und bewerten viele Dinge unterschiedlich. Das ist notwendig, um sicherzustellen, dass ein Diagnosesystem auch in den unterschiedlichsten Bereichen angewendet werden kann, führt natürlich aber auch dazu, dass sie Schwierigkeiten haben, eine gemeinsame Position zu finden. Man ist deshalb zu dem Schluss gekommen, dass es nicht in jeder Hinsicht Einigkeit geben muss. Sie *beschreiben* die verschiedensten psychiatrischen Zustände und einigen sich über diese Beschreibungen und darüber, wo man einen solchen Zustand im aktuellen Kategorisierungssystem platzieren soll. Des Weiteren einigen sie sich darüber, welche Symptome auftreten *müssen*, um einen bestimmten Zustand zu diagnostizieren, welche auftreten *können* und ob es eventuell Symptome oder Faktoren gibt, die mit einem solchen Zustand absolut *unvereinbar* sind. Und auch über den besten Namen für eine solche Diagnose kann man sich einig werden. Und das ist auch schon alles. Die Kriterien dieses Diagnosehandbuchs sind »Lehrsätze«, die per Definition richtig sind; wir sind uns darüber einig geworden, dass es das ist, was wir als Schizophrenie bezeichnen – also sieht so Schizophrenie aus. Zumindest bis die Forschung uns weitergebracht hat und wir unter Umständen gezwungen sind, unsere Definition zu ändern. Es handelt sich um reine Beschreibungen, die auch nichts anderes sein wollen als Beschreibungen. Das Diagnosesystem sagt mit wenigen Ausnahmen nichts über die Ursachen der verschiedenen Leiden. Und es sagt nichts über die empfohlene Behandlung und auch nichts über die Prognosen, das heißt darüber, wie es einem Patienten in einem, in fünf oder in zwanzig Jahren gehen wird.

In den Diagnosehandbüchern finden sich Beschreibungen der unterschiedlichsten Zusammenstellungen von Symptomen. Diese Bücher werden somit zu Hilfsmitteln, die die Kliniker nutzen können, wenn sie einem Patienten begegnen. Die Symptome des Patienten können mit den Beschreibungen und Regeln in den Handbüchern verglichen werden (»muss mindestens drei der folgenden Symptome aufweisen«, »muss mindestens einen Monat angedauert haben«, »darf nicht auf ein somatisches Leiden zurückzuführen sein« usw.), bis man die Diagnose und den Namen findet, die am besten zu den Symptombildern des betreffenden Patienten passt. Diese Diagnosebezeichnung kann dann genutzt werden, um den Patienten gegenüber anderen Ärzten, dem Gesundheitssystem und wiederum anderen, die mit dem Patienten Kontakt haben, zu beschreiben. Das kann sehr praktisch und hilfreich sein. Statt einer umfassenden Beschreibung der Symptome eines jeden einzelnen Patienten, kann man eine Diagnose weitergeben und damit viel, wenn nicht alles an notwendigen Informationen rasch und effektiv vermitteln. Diagnosen sind des Weiteren essentiell für die Organisation des Behandlungssystems. Wenn man entscheiden muss, wer das Recht für bestimmte Pflege-Dienstleistungen bekommt, ist es hilfreich, sich an feste – und verhältnismäßig gleiche – Regeln zu halten, um zum Beispiel Traurigkeit von Depressionen zu trennen. Soll ein neues Angebot eingerichtet werden, braucht man häufig einen Leitfaden, für welche Gruppen von Patienten dieses Angebot primär ausgelegt ist. Und auch wenn man Forschung betreibt oder an Statistiken arbeitet, ist es notwendig, über ein System zu verfügen, das sicherstellt, dass wir alle das Gleiche meinen – bei unterschiedlichen Bezeichnungen – und dass die beschriebenen Patientengruppen tatsächlich etwas gemeinsam haben.

So weit, so gut. Aber Diagnosen beinhalten eine Kategorisierung von Menschen, und das wird immer etwas anderes sein, als Dinge wie Münzen oder Briefmarken zu kategorisieren. Menschen wissen, was geschieht, und werden dadurch auf Gedeih und Verderb beeinflusst.

Eine psychiatrische Diagnose zu bekommen, kann wie ein Urteil aufgefasst werden, wie etwas Fremdes, und hat man sich zuvor nicht krank gefühlt, tut man es spätestens dann. Ich erinnere mich noch daran, wie schwer es mir fiel zu begreifen, dass sich all die merkwürdigen, erschreckenden Worte und Beschreibungen tatsächlich um mich drehten. Das wirkte so seltsam und so ernst – so sprach man über andere, aber ich selbst, ich war doch nicht so!

Eine Diagnose gestellt zu bekommen kann manchmal auch gut sein. Endlich hat man einen Namen für das, was einem fehlt, eine Bestätigung, dass man krank ist – nicht einfach nur faul oder böse. Andere Kulturen haben andere Deutungsmuster. Früher war zum Beispiel ein religiöses Verständnis üblich, man erachtete psychisch Kranke als verhext oder vom Teufel besessen. Es ist klar, dass das Erklärungsmodell, über das eine Gesellschaft verfügt, die Behandlung derjenigen beeinflusst, die von der Norm abweichen. Krankheit ist für die meisten von uns ein verständlicher Grund, sich anders aufzuführen oder nicht sein Bestes geben zu können, und das gilt in jedem Fall, ob man nun wegen Grippe bei der Arbeit fehlt oder wegen einer psychiatrischen Diagnose die Schule abbricht. Ist man krank, ist es in Ordnung, gewisse Dinge nicht zu schaffen. Ist man nicht krank, schwänzt man. Außerdem kann eine Diagnose Hoffnung geben, dass es eine Behandlungsmöglichkeit für die Probleme gibt. Denn sind meine Schwierigkeiten auf eine Krankheit zurückzuführen, die meine Ärzte kennen, so kann ich darauf hoffen, dass sie mir eine Behandlung zukommen lassen, die mich gesund macht und mich von meinen Problemen befreit.

Ich bekam meine Diagnose, weil ich die diagnostischen Kriterien für Schizophrenie erfüllte, das heißt, meine Symptome passten zu der Beschreibung, die die ICD-10 für Schizophrenie gibt. Aber es gibt reichlich Kriterien, und es ist absolut nicht notwendig, alle zu erfüllen, um eine Diagnose zu bekommen, so dass sehr unterschiedliche »Symptom-Mischungen« möglich sind. Das wiederum bedeutet, dass Menschen mit der gleichen Schizophrenie-Diagnose ganz verschiedene Leiden und sehr unterschiedliche Symptome haben können, auch wenn vieles sehr ähnlich ist. Es ist auch üblich, zwischen positiven und negativen Symptomen zu unterscheiden. Positive Symptome bedeuten, dass etwas zu der Persönlichkeit hinzugekommen ist, die man vorher war, zum Beispiel Wahnvorstellungen oder Halluzinationen, während man unter negativen Symptomen versteht, dass man Teile seiner Persönlichkeit verloren hat, zum Beispiel stiller, introvertierter und passiver geworden ist, als man es früher war. Es ist wichtig, im Kopf zu behalten, dass auch negative Symptome ein Teil der Diagnose Schizophrenie sind und dass viele Patienten sehr unter diesen Symptomen leiden. Wenn ich sehe, wie viele verschiedene Symptombilder sich unter der Diagnose Schizophrenie vereinen, und an all die Menschen mit dieser Diagnose denke, die ich getroffen habe, werde ich immer unsicherer, ob Schizophrenie wirklich eine Krankheit ist oder eher eine Sammelbezeichnung für eine Reihe unterschiedlicher Zustände, von denen wir vorläufig noch nichts wissen.

Die Forschung zeigt auch, dass es große Variationen im Krankheitsverlauf der Betroffenen gibt und dass eigentlich keine Basis für die pessimistische Prognose existiert, die ich als Teenager bekam. Im Studium arbeiteten wir unter anderem mit dem Lehrbuch für Psychiatrie von Dahl, Eitinger, Malt und Retterstøl. Darin wird auf eine Reihe großer europäischer Studien über den Krankheitsverlauf bei Schizophreniepatienten verwiesen. Die Resultate variieren stark von Patient zu Patient, aber im Schnitt zeigt sich, dass ca. ein Drittel wieder ganz oder teilweise gesund wird, ein weiteres Drittel kommt ganz gut zurecht, obschon die Betroffenen noch von Symptomen gequält werden und medizinische Hilfe brauchen, während das letzte Drittel weiterhin schwer mit der Krankheit und ihren Qualen zu kämpfen hat. Ich stelle mir häufig die Frage, wie ich reagiert hätte, wenn man mir das gesagt hätte, statt zu betonen, dass »Schizophrenie eine chronische Krankheit ist«! Dann hätte ich augenblicklich Hoffnung gefasst, bei dem »gesunden Drittel« zu landen, und auch wenn ich in meinen düsteren Phasen vielleicht nicht immer daran hätte glauben können, so hätte es mir trotzdem mehr Hoffnung gegeben und den widerspenstigen, nicht aus meinem Kopf gehenden Traum legitimiert, es schaffen zu können.

Ich hatte auch einen weiteren statistischen Aspekt auf meiner Seite, ohne es zu wissen. Es gibt nämlich Anzeichen dafür, dass Frauen etwas bessere Aussichten haben als Männer und dass ein Krankheitsbild, das von positiven Symptomen gekennzeichnet ist, eine bessere Prognose hat als eines, das man bei Patienten findet, die vorwiegend geprägt sind durch Passivität und Rückzug. Andere statistische Untersuchungen gaben weniger Grund zu Optimismus, zum Beispiel, dass ich so jung war, als die Krankheit ausbrach, und dass die Krankheit einen so langsamen, schleichenden Beginn hatte. Aber es ist nicht leicht, darüber sichere Aussagen zu treffen. So viele Faktoren wirken zusammen und beeinflussen sich gegenseitig, dass es schwierig ist zu entschlüsseln, was zutreffend ist und welchen Faktoren die größte Bedeutung zukommt.

Das bedeutet aber nicht, dass es nicht wichtig ist, sich bestmöglich vertraut zu machen mit der jeweiligen Person und ihrem Krankheitsbild, denn das ist ein entscheidender Punkt. Wobei es nicht in erster Linie darum geht, möglichst genaue Klassifizierungen oder Prognosen zu geben, sondern darum, sich ein möglichst genaues Bild darüber zu machen, was ebendieser Person in ihrer speziellen Situation helfen kann. Denn man behandelt schließlich nie »die Schizophrenie«, sondern einen Menschen mit der Diagnose Schizophrenie. Und das ist etwas ganz anderes. Eine kleine Zeichnung soll diesen Unterschied veranschaulichen:

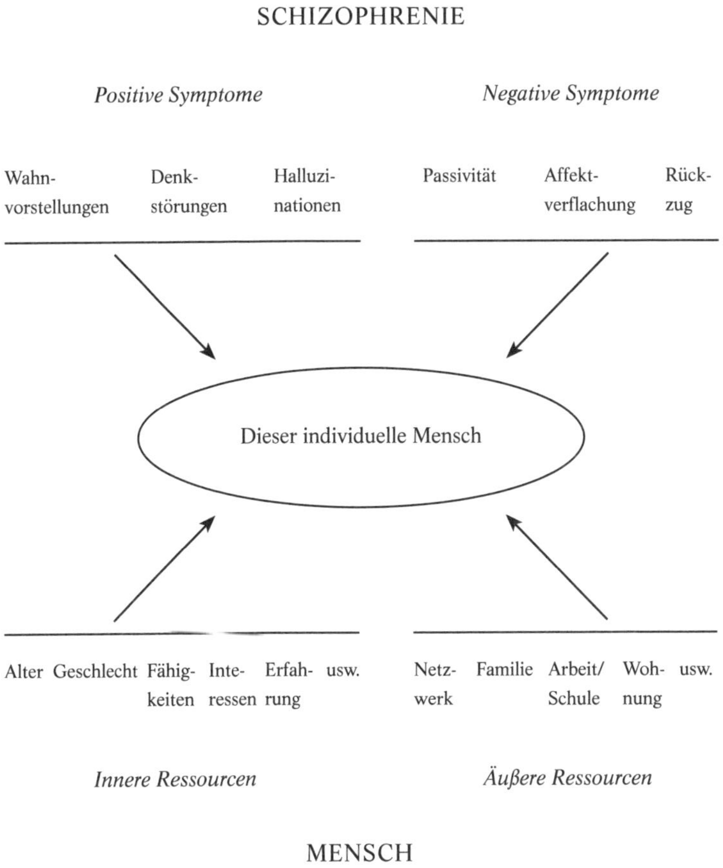

Ganz oben auf der Grafik haben wir das Krankheitsbild mit den verschiedenen positiven und negativen Symptomen. Die Übersicht kann natürlich keine vollständige Auflistung aller möglichen Symptome der Schizophrenie geben, sondern nur ein paar Beispiele nennen. Jeder Patient hat seine eigene Symptom-Mischung und reagiert noch dazu auf höchst individuelle Weise auf jedes einzelne Symptom. Dies ist zum Beispiel davon abhängig, was für Stimmen er hört oder welche Wahnvorstellungen er hat.

Unten auf der Zeichnung sind einige Faktoren aufgelistet, die die betreffende Person beschreiben. Auch das ist keine erschöpfende Liste, sondern es handelt sich lediglich um Vorschläge für wichtige innere und äußere Ressourcen, die ein Mensch haben kann – oder die ihm fehlen können. In der Mitte der Zeichnung befindet sich der einzelne Mensch mit seiner ganz speziellen Lebenssituation, die man als ein Resultat des Zusammenspiels von Krankheit, Persönlichkeit und äußeren Umständen verstehen kann. Und genau dort sollte der Mensch auch stehen – im Zentrum. Als ich krank war, erlebte ich eine starke Fokussierung auf meine Krankheit und auf meine schwächeren Seiten. Man hatte weniger Interesse und richtete weniger Aufmerksamkeit auf meine Stärken, darauf, wer ich *jenseits* der Krankheit war. Manchmal hatte ich sogar das Gefühl, dass Interessen, Hobbys und Wünsche nur als störende Hindernisse empfunden wurden, die uns von dem eigentlichen Ziel, nämlich der Behandlung der Krankheit, abhalten. Dabei führte die Konzentration auf all das, was nicht funktionierte, zu einer weiteren Schwächung meines ohnehin schon jämmerlichen Selbstbildes. Ein weiterer Aspekt ist, dass ich in dem harten Behandlungsalltag dringend Atempausen brauchte, etwas, das mir wieder neue Kraft gab, und das konnten ja nur Dinge sein, die ich beherrschte und die mir gut taten. Noch wichtiger aber ist, dass die geringe Aufmerksamkeit auf meine Persönlichkeit und meine Ressourcen es erschwerte, positive Möglichkeiten der Zusammenarbeit mit mir zu finden. Denn in meinen Augen war ich nie »eine schizophrene Patientin«. Ich war Arnhild. Und Arnhild hatte es damals verdammt schwer. Um mit diesen Schwierigkeiten zurechtzukommen, brauchte ich alles, was ich an Ressourcen hatte. Wie ein Ritter in alten Märchen war ich mit magischen Waffen ausgestattet, die mir im Kampf gegen das Ungeheuer helfen sollten. Da war mein Trotz, der mir helfen sollte, auszuhalten und nie aufzugeben. Ich verfügte über Phantasie und Kreativität, die mir halfen, neue Wege zu finden, wenn alle anderen Wege versperrt waren. Ich hatte eine Familie, die immer da war, um mir zu helfen und mich zu stützen, und ich hatte mehrere interessierte Ärzte und mit der Zeit auch einen guten Rückhalt in der Gemeinde, bestehend aus Ärzten, Pflegepersonal, Sozialamt und anderen.

Aber wie in allen Märchen gab es auch in meinem eine böse Königin, die mir die weniger guten Gaben mitgegeben hatte: allem voran mein geringes Alter. Weil ich so jung war, hatte ich keine Erfahrung im Leben eines Erwachsenen, was mir sonst sicher geholfen hätte. Außerdem hatte ich keine »Bestandteile eines erwachsenen Lebens« wie Ausbildung, Arbeit oder eine eigene Wohnung, und auch das hätte mir sicher gut getan. Ich hatte wenig Freunde, ein nur winziges oder nicht existierendes Netzwerk und nur ein kleines, leichtes Lebensschiff, um damit die Stürme zu meistern, denn mir fehlte der Ballast, den mir ein paar Jahre mehr gegeben hätten.

Wie sollte man am besten Rücksicht nehmen auf diese einzigartige Person-Situation-Krankheitsmischung? Nachdem ich auf so vielen verschiedenen Stationen war und an zahlreichen unterschiedlichen Behandlungen teilgenommen habe, glaube ich eines sicher sagen zu können: In der Regel funktionierte es am besten, wenn die Ärzte *Rücksicht darauf nahmen, wer ich war*. Zum Beispiel, indem sie mit mir zusammenarbeiteten und somit meinen Trotz als Ressource nutzten, statt dagegen anzukämpfen und mich herumzukommandieren. Ich glaube eigentlich nicht, dass es so schwer ist, mit mir zusammenzuarbeiten, und ich *weiß*, dass ich es nicht mag, herumkommandiert und gegängelt zu werden – wer tut das schon? Häufig machte ich dann dicht und war nicht mehr zu erreichen. Wenn ich heute darüber nachdenke, was gewirkt hat und was nicht, erkenne ich den großen Unterschied: Diejenigen, die etwas erreicht haben, haben mit mir zusammengearbeitet. Sie haben meine Ressourcen genutzt und entwickelt und mir geholfen, meine Mängel und Schwächen zu kompensieren. Und sie hatten mich die ganze Zeit über in ihrem Team, und zwar nicht, weil das irgendein Gesetz so vorschrieb, sondern ganz einfach, weil es mein Leben war, meine Persönlichkeit und meine Krankheit und weil zu guter Letzt nur ich selbst etwas tun konnte. Ich wäre nicht gesund geworden, hätte ich nicht diese Hilfe von außen bekommen, und kein Arzt der Welt hätte es ohne meinen Beitrag geschafft, mich zu heilen. Das ist es wohl, was man unter Zusammenarbeit versteht.

Geschichten
über die Veränderung

Reisebegleitung

In dem Märchen von Askeladden und den guten Helfern erzählen Asbjørnsen und Moe von dem König, der demjenigen die Prinzessin und das halbe Königreich verspricht, der ein Schiff bauen würde, das zu Wasser, zu Lande und in der Luft gleichermaßen rasch verkehren kann. Diese Aussicht ist natürlich für viele verlockend, weshalb sie sich an der Arbeit versuchen, auch die Brüder von Askeladden. Sie gehen in die Wälder, um dieses Schiff zu bauen, sind aber wohl selbst nicht ganz davon überzeugt, die Aufgabe meistern zu können. Oder sie haben Angst vor Konkurrenz, denn als sie den kleinen Greis treffen, der sie fragt, was sie tun wollen, geben sie vor, einen Holztrog zimmern zu wollen. Und so wird es ein Holztrog. Nach einer Weile werden sie müde und wollen etwas von ihrer Verpflegung essen. Wieder kommt der Greis und fragt, was sie dabei haben. Die Brüder verschweigen aufs Neue, dass sie etwas Gutes haben, sei es aus Bescheidenheit oder aus Geiz, und geben vor, es sei nur Mist. Und sofort verwandelt sich alles in Mist. Dann ist Askeladden an der Reihe. Auch er begegnet auf seinem Weg dem Greis, ist aber mutig genug, ehrlich zu sein. Er sagt wahrheitsgemäß, ein Schiff bauen zu wollen, das zu Wasser, zu Lande und in der Luft fahren könne. Und er erläutert dem Greis, er müsse das tun, damit sein Wunsch in Erfüllung gehe, nämlich die Prinzessin und das halbe Königreich zu bekommen. Als er gefragt wird, was er an Essen dabei hat, ist er wieder ehrlich. Er macht sich nicht besser oder schlechter, als er ist, sondern sagt, was er hat, und bietet dem Alten sogar an, mit ihm zu teilen. Als Dank baut der Greis das Schiff für ihn, so dass er mit seinem schmucken Gefährt zum Schloss des Königs segeln kann. Doch als er vor den König tritt, ist dieser wenig begeistert über das schöne Schiff. Der König inspiziert es nicht einmal, er fragt nicht nach technischen Details, Geschwindigkeit oder sonstigen Dingen, ja er tritt nicht einmal auf die Treppe, um es sich anzusehen. Das Einzige, was er tut, ist, Askeladden anzustarren, jedoch nicht mit Bewunderung für den Bau dieses ausgezeichneten Schiffs, sondern mit Verachtung, weil er nicht stattlich genug ist, nicht schön, nicht von königlichem Geblüt. »Askeladden war schmutzig und hatte Ruß im Gesicht, und der König wollte seine Tochter keinem solchen Vagabunden geben«, heißt es. Ich habe solches Mitgefühl für Askeladden. Denn ich erkenne mich in ihm wieder. Auch ich versuchte offen und ehrlich mit meinen Träumen umzugehen, mir selbst und anderen gegenüber einzugestehen, welche Pläne für die Zukunft ich hatte, auch wenn das Ziel unerreichbar erschien und die Chancen nur minimal waren. Auch ich versuchte, ehrlich über meine Ressourcen zu sein und meinen »Proviant« nicht besser oder schlechter zu machen. Mag sein, dass ich nicht viel vorzuweisen hatte, aber es war besser als nichts und sicher kein Mist. Und als Belohnung bekam auch ich mein Schiff. Vielleicht kein so schmuckes Schiff wie das von Askeladden, aber ich bekam Trotz, Willenskraft und Zuversicht, und auch das sind taugliche Fahrzeuge, mit denen man es weit bringen kann. Auf jeden Fall bis hin zu den königlichen Schlössern. Aber da ist dann immer Schluss. Immer trifft man auf irgendeinen kleinen König, der sich das Schiff gar nicht anschauen will und sich nicht im Geringsten für deine Reisepläne interessiert, sondern der sich stattdessen an rußigen Kleidern und Diagnosen stört: »Ausgehend von Ihrer Krankengeschichte …«, »aber

Ihre Diagnose …«, »… vollkommen unrealistisch …«, »nicht möglich …«, »… nicht gewünscht …«

Zum Glück hatte Askeladden unterwegs ein paar gute Helfer. Mutige Seelen, die ohne mit der Wimper zu zucken an diesem seltsamen Schiff mitgebaut haben und die Askeladdens Ideen und Pläne akzeptierten, ohne dumme Fragen zu stellen. Sie alle hatten unterschiedliche, ganz individuelle Fähigkeiten, die dem Projekt »Luft-Schiff« zugute kamen, und alle waren wichtig und unentbehrlich, damit Askeladden sein Ziel erreichte. Ohne sie wäre er nie am König vorbeigekommen und hätte nie die Prinzessin gewonnen.

Auch ich hatte meine Helfer mit ihren besonderen Fähigkeiten und Beiträgen. Da es sich aber nicht um ein Märchen handelte, sondern um eine etwas komplexer zusammengesetzte Wirklichkeit, hatte nicht jeder dieser Helfer nur eine gute Eigenschaft. Manche hatten mehrere, andere wieder nur eine oder zwei. Einige haben mich über weite Strecken begleitet, andere nur für kurze Momente. Es waren allesamt keine Heiligen, und manche brachten auch Dinge mit, die nicht so gut waren, aber so ist die Wirklichkeit. Einige hatten ungeheure Bedeutung, während andere kleinere Rollen spielten. Aber alle waren wichtig. Ohne sie wäre ich nie an den königlichen Höfen vorbeigekommen und hätte nie meine Zukunft gewonnen.

Askeladdens erster Helfer war ein unglaublich hungriger Typ, der nie genug bekommen konnte. Er war aber nicht sonderlich anspruchsvoll, und wenn er kein Fleisch bekam, fraß er Steine und war auch damit zufrieden. Ich habe viele seiner Schwestern getroffen und habe den Eindruck, dass viele von ihnen Ergotherapeutinnen oder Beschäftigungstherapeutinnen geworden sind. Ergotherapeuten konzentrieren sich meistens voll und ganz auf das Bestehende und nicht auf das, was sein könnte oder sollte, sie können sich wirklich über Steine freuen, wenn es gerade mal kein Fleisch gibt. An all den Orten, an denen ich war, waren die Werkstätten und Arbeitsstuben so etwas wie kleine Oasen des Erfolgs in einem Krankenhausalltag, der ansonsten durch all das geprägt war, was man nicht schaffte, nicht konnte oder was nicht funktionierte. Es ist anstrengend, psychotisch zu sein, und ich war es mit der Zeit leid, dass ständig irgendetwas nicht ging oder ich es nicht konnte. Der Alltag bestand aus einem Riesenhaufen zerplatzter Träume und missglückter Pläne, und die Behandlung, sei es nun eine ergebnisorientierte Therapie oder ein konkreteres Training, basierte natürlich immer auf all dem, was verändert werden musste. Therapie ist Veränderung, und für mich war das absolut notwendig, weil mein Leben so schlecht war, dass große Veränderungen eine Voraussetzung für das Weiterleben waren. Aber es ist wirklich anstrengend, sich zu ändern. Nach einer gewissen Zeit war ich es einfach leid, alles, was ich tat, zu analysieren, um zu erkennen, was ich anders machen konnte. Was falsch lief und was ich stattdessen hätte tun sollen.

In solchen Momenten waren dann immer die Ergotherapeuten zur Stelle und baten mich in die Werkstätten und Arbeitsstuben, in denen die Fehler überschaubar und leicht zu beheben waren und die Anforderungen konkret und lösbar. Das war gut, denn es gefiel mir, mit solchen Anforderungen zu arbeiten. Auf einer Station konnte ich mit Ton arbeiten. Mein äußerer Alltag bestand in dieser Zeit vor allem darin, wieder Anschluss an die sich immer schneller drehende Welt zu finden, einen Praktikumsplatz zu bekommen und mir darüber klar zu werden, ob ich erneut einen Versuch wagen sollte, außerhalb der Klinik zu wohnen oder doch lieber in einer betreuten WG. Der therapeutische Alltag bestand aus fokussierter, schmerzvoller Arbeit, endlich wieder die Verantwortung für mein eigenes Leben zu übernehmen, zu erkennen, dass ich selbst die Wahl hatte und nicht ein Opfer meiner Krankheit war, und aus der Trauer über das Geschehene und der wachsenden Verantwortung für das, was kommen sollte.

In der Werkstatt ging hin und wieder etwas Getöpfertes zu Bruch. Es platzte etwas beim Brennen, oder es bildeten sich Risse in der schwierigen Phase zwischen dem Trocknen und vor dem Brennen. Zerbrochenen Ton kann man wegwerfen und es erneut versuchen. Oder man nimmt die Scherben und macht daraus etwas Neues. Fehler können behoben werden. An einem Abend vor Weihnachten hatte ich Stunden damit verbracht, einen Porzellanbecher zu bemalen. Als ich den Pinsel auswaschen wollte, stieß ich an die Tasse, die zu Boden fiel und zerbrach. Und ich stand da, hielt die Scherben in den Händen und fühlte mich dumm. Die Fortsetzung wäre so einfach gewesen. Aber ich war inzwischen weiter und bat um Hilfe: »Nehmen Sie mir die Scherben ab, sonst schneide ich mich noch«, sagte ich. »Ich muss denken.« Später fragte ich, ob ich die zerbrochene Tasse zurückbekommen könnte, und man gab sie mir. Einige Scherben konnte man kleben, und der Boden war eigentlich heil, nur oben fehlte recht viel, doch da machte ich einen Rand aus Ton und setzte ein paar Katzen darauf, die auf der Öffnung herumkletterten. Als der Ton trocken war, wurde er bemalt und glasiert. Noch viele Jahre danach stand der Bleistiftbecher wie eine Mahnung auf meinem Tisch, dass man Zerbrochenes wieder flicken konnte – irgendwie – und dass es auch dann gut sein kann, wenn das Resultat nicht so ist, wie es zuvor war.

Bevor ich auf Helfer stieß, die eine Änderung für möglich hielten, war der Fokus stets sehr stark auf das gerichtet worden, was nicht klappte. Ich sollte lernen, mit meinen Begrenzungen zu leben, und verstehen, dass ich unter einer chronischen Geisteskrankheit litt. Meine Träume sollte ich aufgeben und mir darüber bewusst werden, was ich jetzt alles nicht mehr konnte. Ich weiß nicht, ob all diese kleinen Könige einmal die Gelegenheit hatten, ihre eigenen Ratschläge auszuprobieren, eines weiß ich aber sicher, es ist absolut nicht lustig, sich damit abzufinden, chronisch verrückt zu sein. Zum Glück gab es auch damals eine Werkstatt. Dort bekam ich nie so etwas zu hören, ganz im Gegenteil. Da konzentrierten wir uns auf Nadel und Faden, und wenn es zu schwierig wurde, sich mit etwas zu beschäftigen, das einer Schere bedurfte, einer Nadel oder anderer gefährlicher Dinge, beschäftigten wir uns mit Farben, Lack, Leim, Papier und der Dekoration von Holzgegenständen. Ich bastelte eine Menge schöner Sachen, und die Ergotherapeutin nahm alles mit an die Rezeption – ich selbst durfte nicht dorthin – und machte einen schönen, kleinen Weihnachtsbasar für Angestellte und Besucher. Das eingenommene Geld brachte sie dann wieder zu mir, und ich durfte selber die Bücher führen: so viel für das Material, so viel für mich. Mein Leben veränderte sich vielleicht dadurch nicht, aber es schenkte mir ein bisschen Normalität in einem ansonsten durch und durch kranken Tag. Ich brauchte das und genoss es.

Auch auf der Notfallstation gab es eine Arbeitsstube, jedenfalls manchmal, wenn sie sich einen Ergotherapeuten, zusätzliche Pfleger und Material leisten konnten. Wenn ich dort sein durfte, handelte es sich immer um eine Pause im Wahn, einen Ort, an dem die Stimmen etwas weniger Macht hatten, vermutlich, weil es mir dort so gut ging. Die Zeit dort veränderte mein Leben nicht, und ich wurde dort auch nicht gesund, aber es tat einfach gut, dort zu sein und einfach etwas zu machen. In den Arbeitsstuben war die Vergangenheit Vergangenheit und die Zukunft Zukunft. Man musste weder analysieren noch etwas planen. Man konnte malen. Oder häkeln. Oder Mosaike kleben. Oder sonst irgendetwas.

Krankenhäuser sind oft ziemlich weiß. Gelbweiße Wände, weiße Kittel, weißes Bettzeug. Ich hasse weißes Bettzeug und schlafe nie darin, wenn ich es vermeiden kann, weil es mich zu sehr an diese weiße Welt erinnert. Ich selbst war grau, die Zukunft war schwarz, und zusammen mit all dem Weiß wurde damit alles nur noch grauer. Aber in den Arbeitsstuben gab es Farben. Und auch wenn Perlen, Garn, Farbe und

Mosaike nie das grundlegende Grau aufheben konnten, erinnerten sie einen doch daran, dass es Farben gab. Für einen kleinen Moment, eine Stunde pro Tag durfte ich das Chaos vergessen und einfach sein. In einer einfachen, konkreten, farbenfrohen Welt. Und wenn man aus der Klinik entlassen wurde, hatte man auch etwas anderes erlebt als bloß Krankheit, etwas, über das man sprechen konnte. Auch das war wichtig.

Natürlich gab es neben den Ergo- und Beschäftigungstherapeuten auch noch andere, die in der Lage waren zu sehen, was tatsächlich noch da war, und nicht nur, was da sein sollte. Menschen, die erkannten, dass hinter der Krankheit auch noch etwas Gutes vorhanden war. Der Pfleger mit den zehn Kennzeichen einer guten Neuigkeit war einer von ihnen, der Arzt, der um Entschuldigung gebeten hatte, war ein anderer. Menschen, die nicht nur Fachleute, sondern eben Menschen waren und die akzeptierten, dass auch ich ein Mensch und nicht bloß eine Patientin war. Es gab Pfleger, die mit mir spazieren gingen oder über etwas anderes als die Krankheit sprachen, die mir Bücher oder Kassetten liehen, mich mit ins Kino nahmen und mich wie einen normalen, sich auf dem Weg der Genesung befindenden Menschen behandelten, auch wenn es mir ziemlich schlecht ging. Sie versuchten nicht, mich zu verändern, jedenfalls nicht ständig und willkürlich, und waren in der Lage, mich – verrückt oder nicht – einfach so zu nehmen, wie ich war, und das Beste daraus zu machen. Oder der Pfleger, der ein Kreuzworträtsel mit zu mir in die Isolation genommen hatte, als er auf mich aufpassen musste. Er hatte die Order erhalten, nicht mit mir zu reden, niemand sollte das, ja sie sollten mir nicht einmal antworten, wenn ich nach der Uhrzeit fragte oder was es zum Essen gab, denn ich bräuchte Ruhe. Ich war dort zehn Wochen lang ohne Unterbrechung und hätte dank all der Ruhe beinahe komplett den Verstand verloren, denn so viel Ruhe grenzt schon an Folter, so dass ich mich nach allem sehnte, was diese Ruhe durchbrechen konnte. Zum Beispiel Kreuzworträtsel. Denn Kreuzworträtsel zu lösen hat nichts mit Reden zu tun, und das Andeuten von Lösungsmöglichkeiten konnte wohl kaum als Gespräch aufgefasst werden. Es war nicht verboten, dass das Personal Lesestoff mit auf die Isolation nahm, das taten die meisten. Und einige davon lösten Kreuzworträtsel. Der Unterschied war aber, dass er mich aufforderte, mich zu ihm zu setzen, damit wir es gemeinsam lösen konnten. Natürlich war ich nicht immer dazu in der Lage, manchmal steckte ich viel zu tief in meinem eigenen Chaos, um auch nur ein einziges Lösungswort zu sehen, aber das war in Ordnung. Dann war das an diesem Tag halt so, und dann legte er das Heft beiseite. Beim nächsten Mal probierte er es wieder. Denn so ist das Leben. Manchmal hat man Fleisch, manchmal Steine und manchmal eben nur Sand. Ich mochte immer die Helfer, die akzeptieren konnten, dass das Leben einfach so war, und die nicht gleich gingen, wenn ich ihnen kein Filetstück bieten konnte. Denn das konnte ich nie.

Der nächste, den Askeladden traf, war ein Mann, der am Boden lag und an einem Spund saugte. Er war so durstig, dass er nie genug bekommen konnte, und da er keine Wassertonne hatte, benügte er sich mit dem Spund. Er brauchte nicht einmal Steine, sondern kam mit einem losen Spund aus. So etwas imponiert mir. Meine beiden ersten Therapeuten waren so, und ich finde das wirklich bewundernswert. Sie hielten es jahrelang mit mir aus, waren immer aufmerksam, interessiert und engagiert, obgleich sie nie auch nur einen Tropfen als Gegenleistung bekamen. Es gab nicht die Spur einer Besserung, keine Entwicklung in die richtige Richtung. Im Gegenteil, es ging mir immer schlechter, aber trotzdem hielten sie aus. Sie gaben mir Stunden, erschienen in den Gruppensitzungen der Kontaktpersonen und eröffneten mir Möglichkeiten, die zu nutzen ich nicht in der Lage war. Sie brauchten keine Rückmeldungen, keine Erfolge und ließen sich nicht verleiten, den Spund wegzuwerfen, weil ja doch nie etwas daraus kam. Nein, sie machten weiter, was auch immer geschah.

Das Beste, was die Psychiatrie oder andere medizinische Fachbereiche leisten können, ist natürlich, Patienten zu heilen. Aber das bedeutet nicht, dass es nicht auch von Bedeutung ist, Patienten am Leben zu halten, auch ohne Heilung. Wäre es mir gelungen, mir das Leben zu nehmen, wären alle Behandlungsversuche vollkommen unnütz gewesen. Ist ein Patient erst tot, gibt es keine Hoffnung mehr. Deshalb muss der Programmpunkt eins immer lauten, die Menschen am Leben zu halten. Und das wurde auch getan. Gespräch folgte auf Gespräch, eine Einweisung folgte der anderen, und die Ärzte waren immer da, wenn ich sie brauchte, und sie gaben nicht auf. Über Jahre hinweg. Und sollten sie mich leid geworden sein, haben sie das gut verborgen. Sie hatten ungeheure Geduld und entsprechende Nachsicht. Sie waren da. Vielleicht erwarteten sie zu wenig und sahen nicht alle Möglichkeiten. Vielleicht waren sie auch nur ein Teil des Systems, das nicht gut war, das sie jedoch nicht zu ändern vermochten, sondern dessen schädigende Wirkung sie nur mindern konnten. Und was dann? Ich war da, ich habe sie und die Systeme erlebt und erfahren. Die Welt ist manchmal unglaublich brutal gegen Patienten, aber auch gegen das medizinische Personal. Ich weiß, dass sie ihr Bestes gegeben haben, ihr Allerbestes, mit ganzem Herzen und über Jahre hinweg. Möglich, dass sie nicht alle Flüche des Systems zu überwinden vermochten, sie verstanden sich aber darauf, die Effekte zu mildern und mich am Leben zu halten. Sie saugten voller Eifer Jahr um Jahr am Spund, als wären sie überzeugt davon gewesen, dass der Nektar schon irgendwann fließen würde. Und sie taten dies, obgleich sie ebenso gut wie ich sehen konnten, dass es keine Tonne mehr gab, auf die sie ihre Hoffnung hätten richten können. Sie hatten keine Tonne, hielten ihre Hoffnung aber aufrecht. Was kann man eigentlich noch mehr von einer Reisebegleitung erwarten?

Manche Menschen hören nicht, was man sagt, auch wenn man ihnen ins Ohr brüllt. Andere hören, was man sagt, wenn man deutlich und klar spricht und konkret sagt, was man braucht. Das ist in Ordnung, aber während meiner Krankheit war ich weit davon entfernt, klar und deutlich zu sein, ich war ziemlich verwirrt und glaube, nur selten wirklich verständliche Bescheide gegeben zu haben. »Die kommunikativen Fähigkeiten sind bei einer Psychose gestört«, heißt es so schön, und auch wenn sich das in der Fachsprache unglaublich arrogant anhört, so trifft es doch zu. Es ist schwer, etwas konkret zu sagen, wenn sich im Kopf alles verknotet und man weder versteht, was man selbst denkt und fühlt, noch was andere Menschen auszudrücken versuchen. Askeladdens dritter Helfer war so konzentriert, dass er das Gras wachsen hören konnte. Ich habe ein paar Menschen getroffen, die so konzentriert waren, dass sie hören konnten, was nie gesagt wurde. Menschen, die damit rechneten, etwas Sinnvolles zu hören, und die deshalb stehen blieben, um zu lauschen, statt schnell weiterzugehen, weil es ja doch unmöglich ist, das Gras wachsen zu hören oder etwas Sinnvolles aus dem psychotischen Gebrabbel zu entnehmen. Gras wächst leise, und man muss genau hinhören, will man wirklich etwas hören. Und es wächst langsam, so dass man viel Zeit mitbringen muss. Leider ist es heute im öffentlichen Gesundheitswesen nicht besonders populär, sich Zeit zu nehmen, um das Gras wachsen zu hören. Alles muss schnell gehen und effektiv sein. Was zählt, sind Maßnahmen, Kapazität und Patientendurchlauf. Es ist gut, sich gegen Ineffektivität und Zeitverschwendung zu wehren, aber es ist nicht gut, Druck auf Prozesse auszuüben, die man nicht beschleunigen kann.

Manchmal wird der Druck der Warteliste all jener, die vor der Tür stehen, so groß, dass es wehtut, drinnen zu sein. Meine Therapeuten haben sich Zeit genommen. Viel Zeit. Es dauerte mehrere Jahre und viele Therapiestunden, gesund zu werden, weil Veränderung und Einsicht Prozesse sind, die aus dem Inneren herauswachsen müssen und die man nicht beschleunigen kann. Die zwei ersten gaben mir Zeit und haben mir die Treue gehalten, obgleich alles aussichtslos erschien. Als die Zeit reif war, begegnete ich der dritten, die mir Zeit gab, mich weiter zu einer erwachsenen Pflanze zu entwickeln. Einsicht und Gesundheit können einem nicht direkt gegeben werden, ebenso wenig wie eine Sonnenblume direkt aus einem Samen wachsen kann. Sonnenblumenkerne erblühen nicht aus ihrer Schale heraus. Sie brauchen Platz, gute Erde, Wasser, Licht und Nahrung, um sich aus dem kleinen harten Kern zu einer leuchtenden Blume zu entwickeln. Sie brauchen die Möglichkeit zu wachsen und Pflege. Die kann man geben, und die bekam auch ich. Ich bekam Zeit, Sicherheit und Platz und durfte meine Symptome und Bilder in einem sicheren Umfeld erforschen und mit einer Wegbegleiterin, die so hellhörig war, dass wir gemeinsam das Gras wachsen hören konnten. Sie lauschte, hörte dem Gras wirklich zu, so dass auch ich das tat, weil es plötzlich erlaubt und sogar gewünscht war. Und damit hörte auch ich, was das Gras sagte, so dass wir beide gemeinsam herausfinden konnten, was wir mit Wölfen, Selbstverletzung, dem Kapitän und all dem anderen tun mussten. Ich bekam keine fertigen Antworten, sondern einen Flecken Erde, auf dem ich meine eigenen Antworten anbauen konnte. Das war das Beste.

Askeladdens vierter Helfer war ein Mann mit so guten Augen, dass er bis zum Ende der Welt sehen konnte. Als Askeladden ihn erblickte, stand er da und starrte unablässig vor sich hin, und ich kann mir vorstellen, dass das ziemlich blöd ausgesehen hat. Denn warum sollte man bis zum Ende der Welt starren? Will man etwas betrachten, dann doch wohl etwas, das in Reichweite liegt, etwas Vernünftiges, das man tatsächlich auch erreichen kann. Oder vielleicht doch nicht? Denn das Ins-Auge-Nehmen des Endes der Welt half einem, seinen Blick zu schärfen, wach zu bleiben und weit entfernte Ziele zu erkennen.

Ich habe einmal eine Wiedereingliederungsberaterin getroffen, die es gewagt hat, bis zum Ende der Welt zu blicken. Sie hatte Vertrauen in meine Pläne, obgleich diese ziemlich wild waren, doch es gelang ihr, genügend gesunden Realismus zu behalten, um gemeinsam mit mir ein Sicherheitsnetz zu planen. Ich hatte ein paar Therapeuten, die den Blick zum Ende der Welt gewagt haben und das mit der größten Selbstverständlichkeit, als wäre das eine Kleinigkeit. Und ich bin auch noch anderen Pflegern und Schwestern, Eingliederungshilfen, Büroangestellten und Ärzten auf meinem Weg begegnet, die sich aufgerichtet, den Kopf gehoben und weit, weit in die Ferne geblickt haben, wenn ich sie darum bat. Das war wichtig. Aber an erster Stelle hatte ich meine Familie. Meine Mutter und meine Schwester, die sich weigerten anzuerkennen, wie schlecht es mir ging, und die, gleichgültig, was sie über meinen Zustand erfuhren, nie den Blick nach vorne aufgaben. Jedes Mal, wenn ich nicht mehr konnte und versucht hatte, mir das Leben zu nehmen, oder eingewiesen worden war, ehe es dazu kommen konnte, oder einfach nur in einer mit der Zeit schon alltäglichen Psychose zusammengebrochen war, kam meine Schwester mit ihrem leicht resignierten Seufzen und sagte: »Ach ja, das wird schon wieder. Ich weiß, du bist noch ziemlich weit weg in der Fremde, und jetzt bist du auch noch in irgendein Loch gestürzt, aber das ist schon okay. Das ist nur wieder ein kleiner Umweg, du wirst sicher bald den richtigen Weg finden.« Jedes Mal. Fast zehn Jahre lang. Und obgleich sie immer wieder enttäuscht wurde, änderte sich ihre Schlussfolgerung nicht: »Okay, dann hast du dich halt wieder mal verlaufen. Das ist nur ein Umweg, komm schon, geh einfach weiter, du wirst schon den richtigen Weg finden.« Zehn Jahre lang.

Als ich mein Examen als Psychologin machte, kam sie aus Stavanger nach Oslo, um zu bezeugen, dass ich wirklich eines meiner Ziele erreicht hatte, und um bei mir zu sein, als ich die Ziellinie überschritt. In ihrem Koffer hatte sie eine Zeichnung für mich. Es war ein Bild des Weges, den ich gegangen war, mit allen Ecken und Kanten. Rauf aufs Gebirge, dann unvermittelt runter in die Versenkung, dann ins Moor, in den Wald, rauf und runter, vor und zurück, dann hinein in einen Grubenschacht und wieder einen Hügel hinauf. Und zum Schluss durch das Ziel. Es ist nicht so schlimm, wenn man sich mal verirrt, wenn man nur weiß, wo man hin will, und es schafft, die ganze Strecke zu gehen. Einer der Gründe, weswegen ich das geschafft habe, ist die Tatsache, dass sie ihren Blick immer nach vorn gerichtet haben und mir nie, nie das Recht zugestanden aufzugeben, auf jeden Fall nicht länger als für einen Tag. Und wenn ich es trotzdem tat, so gaben sie noch lange nicht auf, sondern waren beständig da: »Nur ein kleiner Umweg, das schaffst du schon. Los!« Wie konnte ich da aufgeben?

Als ich auf der geschlossenen Station saß und nicht einen einzigen scharfen Gegenstand in die Finger bekommen durfte, malte ich viel, weil man das mit so ungefährlichen Sachen wie Wasser, Papier und Pinsel machen konnte. Ich malte Aquarelle, da Wasserfarben in der Regel ungiftig sind. Viele der Bilder waren traurige, symbolische Darstellungen meines Zustandes, ein paar andere aber waren einfach nur Bilder. Ein ziemlich großes zeigte einen blühenden Weihnachtsstern vor dunkelblauem Hintergrund. Das Bild war sorgfältig ausgearbeitet, ich arbeitete lange daran, und es wurde richtig schön. Der Beschäftigungstherapeut half mir, ein Passepartout aus schwarzer Pappe anzufertigen, und dann hängten wir das Bild an die Wand. »Dafür musst du aber später einen Goldrahmen besorgen und es dir im Wohnzimmer übers Sofa hängen«, sagte Mama. Sie wusste, dass ich weder Sofa noch Wohnzimmer, noch eine Wohnung, noch Freigang, noch Geld, noch die Fähigkeit hatte, mich in einem Zimmer aufzuhalten, in dem sich Gegenstände aus Glas befanden. Sie hatte eine ganze Reihe von Lehrgängen besucht, wo man sie darüber unterrichtet hatte, welche Erwartungen realistisch und welche unrealistisch waren, aber ich glaube, sie hat da nicht wirklich zugehört. Jetzt habe ich sowohl Wohnzimmer als auch ein Sofa, und das Bild hängt dort, wo sie es hatte hinhängen wollen. Über dem Sofa in meinem Wohnzimmer. In einem goldenen Rahmen. Das alles gab es nicht, als sie das sagte, sie sah es aber trotzdem. Wenn man den Blick bis an das Ende der Welt richtet, ist so etwas kein Problem. Sie sah so scharf, dass sie erkennen konnte, was noch nicht einmal existierte, und durch diese Fähigkeiten erhöhte sie die Chancen dafür, dass das, was noch nicht existierte, einmal entstehen könnte. Und das tat es.

Der Vorletzte, den Askeladden mit auf sein Schiff bat, war so leicht und schnellfüßig, dass man ihm sieben Lotbleie um die Füße wickeln musste, damit er nicht abhob. Er sah zwar nicht bis zum Ende der Welt, konnte aber, wenn es nötig war, in fünf Minuten bis dorthin und wieder zurück laufen. Und er war auch gerne bereit, so etwas zu tun. Als sich der König Teewasser aus einer Quelle am Ende der Welt wünschte, war er sogleich zur Stelle und rannte los. Er schlief zwar unterwegs ein, aber mit Hilfe der anderen wurde er geweckt und kam rechtzeitig mit dem Wasser wieder zum Schloss zurück. Wenn ich sage, dass er oder seine Nachkommen heute allem Anschein nach in einigen Gemeindebüros zu Hause bei uns arbeiten und bestimmt auch noch an anderen Orten, wird sicher mancher protestieren. Es ist eine verbreitete Meinung, dass die Angestellten in der öffentlichen Verwaltung kantige Bürokraten sind, die alles mit Vorliebe verkomplizieren, und dass in diesen Büros alles viel zu lange dauert und es keine Menschlichkeit und Effektivität gibt. Diese Meinung stimmt aber nicht mit meinen Erfahrungen überein.

Ich konnte über viele Jahre Gespräche mit Psychologen führen, was mir sehr gut tat. Und viele dieser Gespräche wären niemals zustande gekommen, hätte der Sachbearbeiter im Sozialamt nicht die Wichtigkeit der Therapie erkannt und sich dafür eingesetzt, dass wenigstens ein Teil der Unkosten bezahlt wurde.

Andere Wegbereiter saßen auf dem Wohnungsamt der Gemeinde. Sie verhalfen mir zu einem kommunalen Darlehen für eine Wohnung, in der ich mich sicher fühlen konnte und Platz genug hatte, mich weiterzuentwickeln. Das Darlehen half mir auch, Zugang zum Immobilienmarkt zu bekommen, so dass ich die Wohnung später verkaufen, den Kredit zurückzahlen und meinen eigenen Weg unter Normalbedingungen finden konnte. Der Sachbearbeiter dort war ein wichtiger Schlüssel zu einem Sprungbrett, um in der Welt wieder Fuß zu fassen.

Wieder andere saßen im Gesundheitsdienst, denn auch Menschen in der Organisation der Wiedereingliederungshilfe, Haushaltshilfen und Psychiatrie-Pfleger und -Schwestern konnten helfen, wenn die Welt zu kompliziert wurde oder wenn ich einen Puffer zwischen mir und der zermürbenden Einsamkeit benötigte.

Der letzte Begleiter, den Askeladden mit auf sein Schiff nahm, war der Mann, der fünfzehn Winter und sieben Sommer verschluckt hatte. Ich habe keine Ahnung, warum er gerade fünfzehn Winter geschluckt haben soll, fünfzehn ist nicht gerade eine übliche Märchenzahl, aber es zeigt auf jeden Fall, dass er mehr als doppelt so viel Kälte und Winterstürme in sich trägt als Sommerwärme und Mailuft. Er war es, der die ganze Gruppe zu guter Letzt rettete, als es um sie herum wirklich heiß wurde, und das ergab für mich absolut Sinn. Alles in sich zu vereinen ist wirklich keine normale Eigenschaft, aber eine sehr wichtige. Manchmal ist sie von entscheidender Bedeutung. Ich habe nicht viele Menschen wie ihn getroffen, aber doch einige wenige. Menschen, die Raum und innere Stärke genug hatten, all die großen Gefühle entgegenzunehmen, sie zu ertragen und ihnen zu widerstehen. Menschen, die nicht Reißaus nehmen, wenn es zu stürmen beginnt, sondern die es schaffen, mit Wut, Hass, Bitterkeit, Angst, Trauer, Scham, Schuld, Eifersucht, Freude, Sehnsucht und Liebe umzugehen. Die die Winterstürme annehmen und die Wärme des Sommers willkommen heißen können und die doppelt so viel Platz für das raue Winterwetter haben wie für Sonnenschein und Nieselregen. Als ich als Teenager realisierte, dass der Drache mich schlucken würde, schrieb ich in mein Tagebuch, dass ich trotzdem mit allen Farben meines Malkastens malen wollte, koste es, was es wolle. Und obschon ich damals nicht wusste, welch hohen Preis ich zahlen müsste, stand ich zu meinen Worten. Leider musste ich später erleben, dass es Menschen gab – auch im Gesundheitswesen –, die weder mit mir noch mit Bjørnson einer Meinung waren. Sie meinten, Frieden sei das Beste, nicht der Wille, etwas zu erreichen. Und nicht mit allen Farben zu malen. Sie begegneten starken Gefühlen mit Angst und Medikamenten, um die Kraft zu dämpfen und aus tiefem Blutrot wieder eine Pastellfarbe zu machen. Manchmal war das notwendig, um auf mich aufzupassen oder einen Schmerz zu mindern, der sonst zu groß für mich geworden wäre. Aber langfristig kann man so keine Probleme lösen.

Große Gefühle können gewaltig sein, voller Kraft, erschreckend und auch schmerzhaft, sie sind als solche aber nicht gefährlich. Sie können zu gefährlichen Handlungen führen, das stimmt, wenn sie außer Kontrolle geraten und wenn man zu viel Angst vor ihnen bekommt, aber die Gefühle an sich sind ungefährlich. Das habe ich mit der Zeit gelernt, und zwar von den Menschen, die selbst keine Angst vor Gefühlen hatten, weder vor den eigenen noch vor denen der anderen, und die Raum genug hatten, sie in sich aufzunehmen, zu halten und sie dann wieder kontrolliert herauszulassen. Sie zeigten mir durch ihre Handlungsweise und ihre Akzeptanz, dass Gefühle gut sind, und sie lehrten mich, so mit allen Farben zu malen, dass es gute Bilder wurden und nicht bloß Schmiererei. Das war nicht nur wichtig, das war von entscheidender Bedeutung.

Manchmal braucht es nur so wenig. Eine Schwester kam jeden Abend, wenn sie Nachtschicht hatte, zu mir ins Zimmer, stellte sich mitten in den Raum, beugte sich vor, bis der Oberkörper waagerecht war, streckte ein Bein gerade nach hinten aus und die Arme elegant zur Seite. In dieser Stellung machte sie dann ein paar einfache Flugbewegungen mit den Armen, bevor sie sich wieder aufrichtete. Wenn man sie fragte, was sie da machte, antwortete sie immer: »Ich fliege bloß ein bisschen für Arnhild, weil sie das Fliegen so vermisst.« Ihr waren die Zeichnungen in meinem Zimmer aufgefallen, auf denen ich notiert hatte: »Nur die Vögel im Käfig sehnen sich nach etwas, freie Vögel fliegen.« Sie sah, dass mir das Fliegen fehlte und dass mich der Käfig quälte. Sie wusste, dass ich konkret dachte und dass Handlungen für mich eine große symbolische Bedeutung haben konnten. Deshalb begann sie ihre Wachen damit, für mich zu fliegen. Sie brauchte dafür ungefähr eine Minute. In dieser Minute gab sie mir zu verstehen, dass sie mich sah, meine Träume und Sehnsüchte akzeptierte, meine Ausdrucksweise billigte und mir helfen wollte, meine Träume am Leben zu halten.

Ich weiß, dass es in der psychiatrischen Pflege derzeit eine Krise gibt. Ich weiß, dass wir große und tiefgreifende Probleme haben, die nur durch mehr Geld und umfassende strukturelle Änderungen gelöst werden können. Ich weiß, dass viele Systeme schädlich sind und umorganisiert werden sollten. Aber ich weiß auch, dass hinter dem Geld und den Systemen Menschen stehen. Manchmal können Menschen die Systeme vollständig ändern. Manchmal können sie die Systeme etwas verbessern oder die Schäden minimieren, die die schlechten Systeme den Menschen zufügen können. Und manchmal ist das Einzige, was sie tun können, ein bisschen zu fliegen. Das scheint verschwindend wenig und unbedeutend zu sein. Auf lange Sicht ändert es nichts. Es ist nicht wichtig, nicht notwendig, nicht groß. Aber es tat gut. Es gab Hoffnung. Vielleicht hätte sie das System geändert, wenn das möglich gewesen wäre. Aber das war es damals nicht, nicht an diesem Ort. Das konnte sie nicht schaffen. Aber sie konnte fliegen. Also flog sie. Und ich habe das geliebt.

Stöcke, Krücken und Zäune

Wenn man ein paar anständige Stöcke hat, kann man damit verschiedene Sachen machen. Zum Beispiel einen Zaun bauen, hinter dem man Menschen oder Tiere einsperren kann, oder man kann sich darauf stützen, wenn das Gelände unwegsam und anstrengend ist, oder eine Krücke bauen, wenn sich jemand verletzt hat. Und man kann diese Stöcke natürlich dafür verwenden, auf Menschen einzuschlagen, die man nicht mag oder deren Meinung man nicht teilt. Unter anderem. Genauso verhält es sich mit Medikamenten. Richtig angewendet können Medikamente eine gute Stütze sein. Sie können die Symptome lindern und einem den Schmerz ein wenig nehmen, so dass man im Leben ein bisschen weiterkommt. Sie können auch quälende Stimmen dämpfen und die erniedrigenden Effekte der Krankheit lindern, wie die Selbstverletzung oder das immer wieder auftretende Acting-out-Verhalten, so dass die Menschen mit erhobenem Kopf durch ihren Alltag laufen können. Aber Medikamente können auch ein Zaun sein, der die Menschen mit betäubenden Effekten und Nebenwirkungen in einem Krankheitsbild gefangen hält, ihnen die Kraft zur Besserung raubt und sie daran hindert, in der aktiven therapeutischen Arbeit Fortschritte zu machen. Und, wie gesagt, das Thema »Medikamente« ist ein höchst aktuelles Thema in der Diskussion. Es geht darum, Recht zu haben und seine Widersacher davon zu überzeugen, dass es nur eine Wahrheit gibt, nämlich die, die man selbst hat und in der die wichtigste Funktion eines Stockes darin besteht, ihn als Waffe zu nutzen.

Ich bin in den letzten Jahren ziemlich herumgekommen und habe viele Patienten und Angehörige getroffen. Einige, ziemlich viele sogar, sind ganz und gar gegen die Verwendung von Medikamenten. Sie reagieren sehr heftig darauf, dass Menschen in der Krise kaum etwas anderes angeboten wird als Medikamente, um ihre Leben wieder in den Griff zu bekommen. Diese Menschen sind oft sehr laut und wütend, und in der Regel haben sie eine Reihe schlechter Erfahrungen gemacht, die ihnen reichlich Gründe für ihre Wut geben. Andere, und zwar auch nicht wenige, sind mit der Verwendung von Medikamenten einverstanden. Sie sind überzeugt, dass ihnen diese Mittel helfen, ihren Alltag zu meistern, und sie beteuern, sich damit abgefunden zu haben, diese Art von Hilfe zu bekommen. Viele von ihnen haben mehrmals versucht, von den Medikamenten loszukommen, und immer wieder gespürt, dass diese Versuche mit schlimmen Rückfällen, Niederlagen und Chaos verbunden waren. Diese Menschen sind häufig leiser. Manchmal kommt es mir beinahe so vor, als schämten sie sich – schließlich haben sie es nicht geschafft, ohne Medikamente auszukommen, was dann ja bedeutet, dass sie nicht ebenso gesund und fit sind wie diejenigen, die das hinbekommen haben. Aber das ist natürlich völliger Unsinn.

Vor einer Weile beschloss ich, einen Versuch zu wagen, eine recht kurz gefasste Übersicht über mein Leben zu verfassen, mit Jahreszahlen. Es hatte mich gestört, dass ich immer rechnen musste, um mich daran zu erinnern, wann ich mit der Schule angefangen habe oder mit meinem Studium, wann ich zum ersten Mal eingewiesen worden war und so weiter. Ich dachte, eine chronologische Übersicht könnte mir da helfen. Anfangs ging das auch gut, ich weiß, wann ich geboren bin, wann Papa starb und in welchem Jahr ich eingeschult wurde. Ich weiß auch noch, wann ich auf die nächste Schule kam und wann ich zum ersten

Mal eingewiesen wurde. Auch die ersten Jahre danach konnte ich noch rekonstruieren. Aber dann hörte es auf. Ich begann deshalb, aus der Gegenwart zurückzurechnen. Ich weiß, wo ich jetzt wohne und arbeite, und ausgehend davon konnte ich ohne Probleme in der Zeit zurückgehen und nachrechnen, wann ich mein Studium abschloss, wann ich in mein Haus zog, wann ich in Blindern an der Uni anfing und wann ich die Abendschule besuchte, um die Hochschulreife zu erwerben… für eine ganze Weile funktionierte das, doch dann war auch in dieser Richtung Schluss. Schließlich musste ich aufgeben, und für ein paar Jahre – ich war damals Anfang zwanzig – steht da jetzt ganz einfach »Schlaf«. Denn das habe ich getan. Das sind Jahre, über die ich nicht geredet habe und über die ich auch nur selten oder nie in meinen Vorträgen spreche. Nicht weil sie so schrecklich waren, dass ich nicht darüber reden könnte, sondern weil es darüber nichts zu sagen gibt. Es ist nichts geschehen. Ich habe geschlafen. Ich bin über Jahre in immer andere Kliniken eingewiesen worden, hatte viel unter Selbstverletzung und massivem Acting-out zu leiden und hatte starke Schmerzen.

Um meine Leiden zu lindern und es mir zu ermöglichen, außerhalb der Kliniken zu wohnen, bekam ich Medikamente, viel Medikamente vom alten Schlag der Neuroleptika, so dass ich schlief. Ich wohnte zu Hause bei Mama, und sie kümmerte sich um all das Praktische, das Essen, die Hausarbeit und so. Ich glaube, dass ich irgendwann am Vormittag aufstand, mich anzog und ein bisschen aß. Das machte mich so müde, dass ich wieder ins Bett ging und ein paar Stunden schlief. Schließlich stand ich wieder auf, redete ein bisschen mit Mama, saß bei schönem Wetter vielleicht ein wenig im Garten und hörte vielleicht ein bisschen Musik, ehe ich wieder ins Bett ging. Samstags fuhr Mama mich oft in ein Einkaufszentrum, damit ich Menschen sah, aber wir waren nie lange dort, denn das verkraftete ich nicht. Ich ging noch immer in die Therapie, und obgleich ich von einem Taxi gebracht und geholt wurde, war ich hinterher immer vollkommen kaputt. Ich glaube, diese Therapie hat mir nicht sonderlich viel gebracht. Ich habe geschlafen. Ich war selten länger als zwei oder drei Stunden am Stück wach, das weiß ich noch. Und genau das ist das Problem und ein wichtiger Grund dafür, dass ich so wenig über diese Zeit spreche; ich erinnere mich nicht an diese Jahre. Mir fällt alles Mögliche ein, auch das Schmerzhafte, aber an diese Jahre erinnere ich mich nicht. Es verwirrt mich manchmal sehr, wenn ich mich an Dinge aus der Zeit erinnere, in der ich stark psychotisch war, weil es oft keinen Zusammenhang gibt. Es fühlt sich an, wie an einen Traum zu denken oder an etwas, das geschehen ist, als man sehr klein war. Die Erinnerungen werden bizarr und unlogisch, weil sie aus Situationen stammen, in denen das Hirn unlogisch und anders organisiert war. Aber diese Jahre sind anders. Die Erinnerungen sind nicht bizarr, sie sind einfach weg. Ein paar Kleinigkeiten sind noch ganz dunkel in meinem Kopf, aber nach allem anderen muss ich diejenigen fragen, die um mich herum waren. Das sind Jahre, die ich verloren habe. Jahre, die man aus meiner Geschichte herausgeschnitten hat, die aber dennoch, als tiefe Löcher, Teil meiner Geschichte sind. Eine Geschichte mit Lücken.

Obgleich ich artig stillgestellt war, verschwanden die Symptome nicht vollständig, ich weiß, dass es für Mama oft nicht leicht war, mich zu Hause zu haben. Sie spricht nicht sehr viel darüber, auch wenn ich frage, sagt sie nur wenig, aber an ein ganz kleines bisschen kann ich mich ja selbst erinnern. Es kam vor, dass ich abzuhauen versuchte, aber ich habe keine Ahnung, was ich damit bezwecken wollte. Ich konnte auch sehr unruhig werden, ängstlich und gequält, und ich weiß, dass mich die Stimmen sehr unter Druck setzten. Sie verschwanden nie ganz, auch wenn ich mich über gewisse Zeiten nicht sonderlich darum gekümmert hatte, was sie sagten. Ein paar Mal wurde es zu kompliziert, so dass ich eingewiesen wurde. Ich klagte in dieser Zeit sehr häufig über Angst und Unruhe. Das hatte ich zuvor noch nie getan. Ich bin kein sonderlich ängstlicher Mensch, aber damals hatte ich Angst. Vielleicht, weil ich irgendwo in meinem Inneren registrierte, dass viel zu wenig Leben in mir war, vielleicht aber auch, weil der Medikamenten-Mix Nebenwirkungen wie Angst und Ruhelosigkeit mit sich brachte. Vielleicht gab es aber auch noch andere Gründe. Ich weiß es nicht. Aber ich weiß, dass ich sehr viel Angst hatte. Und ich weiß, dass ich häufig, fast wie im Zwang sagte: »Ich will nach Hause. Ich habe Angst, ich will nach Hause.« Mama gefiel das natürlich nicht besonders, denn ich sagte das auch, wenn ich tatsächlich zu Hause war. Aber rückblickend verstehe ich das. Ich hatte mich im Nebel verlaufen. Ich hatte mich selbst verloren, meinen Trotz, meine Träume, meinen Willen, meinen Aufruhr. Das machte mir Angst, und ich wollte wieder den Weg zu mir selbst finden. Es heißt so schön »Meine Gedanken bekommst du nie« oder »Die Gedanken sind frei, wer kann sie erraten, sie fliehen vorbei wie nächtliche Schatten«. Ich sang dieses Lied, als ich auf der Isolation war und wenn ich zusammengekauert auf der vergitterten Veranda der Notaufnahme hockte. Und ich freute mich über den Trotz, der aus der folgenden Zeile sprach: »Und sperrt man mich ein im finsteren Kerker, das alles sind rein vergebliche Werke, denn meine Gedanken zerreißen die Schranken.« Doch in den Jahren, in denen ich schlief, sang ich nicht. Da war der Trotz betäubt, die Gedanken eingesperrt, der Wille eingefangen. Da schlief ich.

Wenn ich das jetzt schreibe, ist mir bewusst, dass ich wirklich Schmerzen hatte und dass ich mich tatsächlich sehr verletzt habe. Die Alternative zu den starken Medikamenten wäre ein weiterer Aufenthalt in einer guten Klinik gewesen. Doch wirklich gut geführte Langzeitinstitutionen mit einem Schwerpunkt auf Verwahrung, Betreuung und Behandlung sind nicht leicht zu finden. Außerdem hatte ich bereits lange Klinikaufenthalte hinter mir, so dass es gut für mich war, ein bisschen draußen zu sein. Ich weiß, dass derart starke Medikamente nicht gesund sind, nichts und niemand wird mich dazu bringen, etwas anderes zu behaupten. Niemals. Gleichzeitig sehe ich aber auch ein, dass es in dieser Zeit nur wenige gangbare und wirklich realistische Alternativen gab. Die Jahre waren für mich in keiner Weise gut oder gesund. Ich habe mich nicht eine Spur weiterentwickelt und kann nur heilfroh sein, dass die Medikamente keine bleibenden Schäden hinterlassen haben. Aber ich habe überlebt.

Nach ein paar Jahren in diesem Zustand kam meine Pflegschaftsgruppe zu dem Schluss, dass sie versuchen mussten, mich ein wenig weiterzubringen. Ich war zu diesem Zeitpunkt ja verhältnismäßig ruhig, und auch wenn ich unter Drogen stand, hatte ich ja noch einen Teil meines Willens. Man suchte einen Platz für mich in einem betreuten Grundkurs für Malerei, Form und Farbe. Die Idee war gut. Für die Wege wurde mir ein Taxi gestellt, während der Stunden hatte ich konstant Betreuung, und es sollte auch nur jeweils einen halben Tag dauern. Sie hatten an viel gedacht, nicht aber an die Medikamente. Denn dieses Angebot stammte von Pädagogen, Psychologen und Sachbearbeitern, während die Medikamente von den Ärzten kamen, die keinen Grund sahen, sie für den Kurs abzusetzen. Meine Medikamente sollte ich nehmen und den Kurs sollte ich besuchen, aber das waren zwei vollkommen verschiedene Dinge. Dabei war ich bloß ein Mensch. Und die gleichen Medikamente, die mich ruhig genug werden ließen, um zum Kurs zu gehen, und die Halluzinationen weit genug dämpften, um zu hören, was der Lehrer sagte, machten mich auch schläfrig und müde, so dass es eine Qual war, zur Schule zu kommen. Und sie wirkten sich stark auf meine Feinmotorik aus.

Schon als Teenager hatte ich ja Tagebuch geschrieben, zumindest zeitweise, und wenn ich jetzt diese Tagebücher durchgehe, kann ich deutlich erkennen, wie sich meine Handschrift geändert hatte, von der meinen zur medizingeprägten und wieder zurück zu der meinen. Es gibt kaum einen Unterschied zwischen meiner Schrift mit achtzehn und meiner heutigen Schrift, aber sie unterscheidet sich gewaltig von der Schrift, die ich hatte, als ich die Medikamente nahm. Ich weiß, dass auch viele andere Bereiche meines Lebens beeinflusst wurden. Ich suchte mir Joggingschuhe mit Klettverschluss aus, weil es so anstrengend war, Schleifen zu binden. Ich aß kein Grillhühnchen mehr, obwohl ich das sehr mag, weil es so mühsam war, das Fleisch mit Messer und Gabel vom Knochen zu lösen. Ich hatte überhaupt reichlich Probleme mit Messer und Gabel und zog Eintöpfe oder andere Speisen vor, die leichter zu essen waren. Und in dieser Situation begann ich mit Zeichnen, Form und Farbe. Das war nicht sonderlich glücklich, trotz der guten Planung und der beeindruckend guten Rahmenbedingungen. Ich kriegte das ganz einfach nicht hin. Meine Handschrift war grausam, und die Kalligraphiestunden entwickelten sich zu einer Katastrophe. Die Kreativität war mir ganz abhanden gekommen. Meine Hände taten nach bestem Wissen und Gewissen irgendetwas, ohne dass es zu irgendwelchen Resultaten führte. Ich rackerte mich mit dem Zeichnen ab, dem Stricken, Malen und Weben und war von der geringsten körperlichen Anstrengung, zum Beispiel Filzen, immer gleich erschöpft. Und weil das alles Beschäftigungen waren, die ich mag und spannend finde, wurde ich traurig, weil ich es nicht schaffte. Ich wusste nicht, dass es die Nebenwirkungen der Medikamente waren, die mir Knüppel zwischen die Beine warfen.

Heute finde ich es vollkommen unbegreiflich, dass ich das damals nicht erkannt habe, aber so war es. Vielleicht war ich zu krank, vielleicht zu sehr stillgestellt, vielleicht hatte ich einfach nicht mehr genug Potenzial. Vielleicht dachte ich aber auch gar nicht darüber nach. Wenn ich mein Tagebuch lese, sehe ich, dass nicht nur die Schrift beeinflusst wurde, sondern auch das, was ich niederschrieb. In den Zeiten, in denen ich überhaupt etwas notieren konnte, ist der Inhalt flach, banal und ziemlich peinlich. Es ist nicht gut geschrieben, dem Ganzen fehlen die Glut, die Reflexion, die Bilder. Herz reimt sich auf Schmerz, und ich habe meine Krankheit akzeptiert. Ich lese diese Notizen nicht oft, sie sind einfach nur traurig und peinlich. Ich habe mir beim Schreiben ganz offensichtlich kaum Gedanken gemacht, und vielleicht kann man daraus ableiten, dass ich mir auch dann keine Gedanken machte, wenn ich nicht schrieb. Ich erinnere mich nicht so gut. Aber ich weiß, dass ich keinen Zusammenhang zwischen der Medizin und den Problemen sah, die ich im Alltag hatte. Das weiß ich, weil ich mich so gut an den Tag erinnere, an dem mir dieser Zusammenhang aufging. Das war viele Jahre später. Damals habe ich es nicht gewusst, erkannte aber, dass ich nichts hinbekam und alles, was ich machte, hässlich wurde und mir keinen Spaß mehr machte. Das stimmte mich traurig, und ich bekam Angst, was ich auch zum Ausdruck brachte. Ich verlor die Lust, zur Schule zu gehen, und hatte plötzlich Angst davor. Aber die Schule und der Grundkurs waren ein wichtiges Rehabilitationswerkzeug, auf das alle sehr gesetzt hatten. Sie mussten mich durch beide hindurchschleusen. Also wurde ich aufgefordert, weiterzumachen, lieber sollte ich eine etwas höhere Dosis Medikamente nehmen, wenn das notwendig sei. Und so wurde es beschlossen. Meine Handschrift wurde noch schlechter, und meine Angst nahm zu, so dass die Tagesdosis noch einmal erhöht wurde. Und später dann noch einmal. Aber es half nicht, weil niemand den Zusammenhang sah und erkannte, dass die Maßnahmen, die ergriffen worden waren, um die Situation zu verbessern, in Wirklichkeit alles nur noch schlechter machten. Nach ein paar Monaten wurde ich endlich eingewiesen. Nach der Entlassung versuchte ich es noch einmal auf der Schule, wurde aber wieder eingewiesen. Ich habe diesen Grundkurs nie zu Ende gebracht.

Von außen betrachtet kann man das sicherlich als einen gescheiterten Versuch der Rehabilitierung einer schizophrenen Patientin bezeichnen, die sich im Nachhinein trotz bester Rahmenbedingungen als zu krank für eine solche Maßnahme erwies. Ich stand innen, und ich glaube nicht, dass es nur meine Fehler oder die Krankheit waren, die zum Scheitern führten. Ich glaube, der Versuch war von Anfang an zum Scheitern verurteilt, weil es bei der Planung der Maßnahme keine medizinische Expertise gegeben hatte. Und damit meine ich nicht einen Arzt, der sagt: »Ja, klar, ich kümmere mich um die Rezepte, macht ihr mal die Planung in der Schule«, sondern eine Person, die weiß, die sich wirklich darüber bewusst ist, welche Nebenwirkungen die einzelnen Medikamente haben können, und die dokumentiert, welche Auswirkungen sie in der Praxis auf mich hatten.

Es gibt verschiedene mögliche Resultate einer solchen aktiven Zusammenarbeit. Man hätte den Versuch ein wenig aussetzen oder sich für eine Maßnahme mit geringeren motorischen Anforderungen entscheiden können. Man hätte den Versuch unternehmen können, ob andere Medikamente weniger störende Nebenwirkungen gehabt hätten. Und man hätte mir wenigstens die Situation erklären und mich darüber informieren können, dass die schlechten Resultate nichts mit mir zu tun hatten, sondern mit den Medikamenten. Vielleicht hätte das nicht viel geändert, aber wenigstens hätte man so verhindern können, dass die Dosierungen sogar noch erhöht wurden. Auf lange Sicht hätte ich vielleicht sogar genug Sicherheit gefunden, die Dosierungen etwas zu verringern. Vielleicht. Auf jeden Fall hätte man durch eine solche aktive Zusammenarbeit verhindern können, viel Geld für ein vollkommen hoffnungsloses Projekt auszugeben. Außerdem wäre es mir so erspart geblieben zu erleben, dass ich etwas nicht schaffte, was ich zuvor gekonnt hatte. Auch der Eintrag »Rehabilitation missglückt«, der prompt in meine Krankenakte kam und den jeder auf die Krankheit bezog und nicht auf die Behandlung, wäre dann nicht nötig gewesen.

Bei Medikamenten besteht die große Gefahr, über die Jahre, in denen sich die Krankheit entwickelt und das Personal wechselt, zu vergessen, was am Anfang war, und dann zu verwechseln, was Symptome und was Nebenwirkungen sind. Eine meiner Therapeutinnen – sie begleitete mich lange und kannte mich gut – hat mir, nachdem ich wieder gesund war, gesagt, sie habe durchaus gesehen, dass es mir immer schlechter ging, die Psychose mich abstumpfte, mich still und weniger zugänglich für die Therapie machte. Das machte mir Angst. Denn es stimmte, es war so, nur dass es nicht die Psychose an sich war, die diesen Effekt hatte, sondern die Medikamente gegen die Psychose. Und das ist nicht dasselbe. Eine andere Gefahr besteht darin, dass das äußere Stigma, Psychiatriepatientin zu sein, sich noch verschlimmert, wenn man von deutlichen Nebenwirkungen geplagt wird, die dazu führen, dass man tatsächlich etwas merkwürdig aussieht. Ich legte viel Gewicht zu, als ich diese Medikamente einnahm, zwanzig bis dreißig Kilo, die wieder verschwanden, als sie abgesetzt wurden. Meine Gesichtsmimik war reduziert, und ich hatte das Gefühl, kein lebendiges Gesicht mehr zu haben, sondern eine Maske zu tragen. Ich wurde steif und war in meinen Bewegungen gehemmt. Dabei war sowohl die Grob- als auch die Feinmotorik betroffen, ich schwang beim Gehen nicht mehr mit den Armen, sondern ging mit einer seltsamen Schwere. Es strengte mich an, mich zu bewegen. Ich hatte immer das Gefühl, durch Wasser zu gehen, egal wo ich war. Ich weiß, dass physische Aktivität gut ist, wenn man psychisch krank ist, aber ich weiß auch, dass es verdammt schwer sein kann, sich zu bewegen, wenn der Körper voller Medikamente steckt. Als ich zu verstehen begann, was die Medikamente mit mir machten und was da vor sich ging, träumte ich davon, dass ein Spitzensportler zur Demonstration ein paar Neuroleptika nahm, bevor er zu laufen versuchte. Ich dachte, das Personal würde dann endlich verstehen, dass ich nicht faul war oder mir Motivation oder

Wille fehlten und dass es deshalb keinen Grund gab, mich auszuschimpfen, wenn mir davor graute, eine Wanderung zu machen – ich war einfach nur müde. Der Körper stand völlig unter dem Einfluss der Medikamente, die ich nahm. Das war nicht erstaunlich, und es war nicht meine Schuld. Ich wollte, schaffte es aber nicht. Sie dachten, das alles gehe von mir aus, aber so war es nicht. Es waren die Medikamente.

Das wird heute, da ich keine Medikamente mehr nehme, ganz deutlich, denn jetzt bin ich wieder ich. Ich schlafe nachts zwischen sechs und acht Stunden, vielleicht ein bisschen mehr, wenn ich sehr müde bin, aber nie mehr fünfzehn oder siebzehn Stunden. Ich trage Schuhe mit Schnürsenkeln, denke und reflektiere und mag Handarbeit. Ich weiß, dass ich großes Glück hatte. Ich habe nach den Jahren unter Medikamenten nur sehr wenige Spätschäden. Im Studium haben wir uns gegenseitig als Testpersonen für verschiedene Versuche genommen. Damals bekam ich den Verdacht, dass meine Feinmotorik noch immer nicht so war, wie sie sein sollte. Ich weiß auch, dass mir häufig kleinere Sachen wie Schrauben aus den Händen fallen, ehe ich sie einschrauben kann, aber das hindert mich nicht daran, die meisten Reparaturen im Haus selber zu machen und mich an immer neuen Hobbys zu versuchen. Ich habe meine alte Handschrift wieder, meine Mimik und die Fähigkeit zu reflektieren. Ich spüre Kälte und Wärme, und meine Haut ist empfindlich. Ich nehme keine Medikamente, schon viele Jahre nicht mehr, und ich weiß, dass das für mich die richtige Lösung ist. Denn jetzt bin ich wieder ich.

Gleichzeitig weiß ich, dass das nicht für alle die richtige Vorgehensweise ist. Die Menschen sind verschieden. Wir haben einen unterschiedlichen Background, verschiedene Widerstände und Ziele. Alter, Krankheitsbild und -dauer variieren. Für manche ist es richtig, Medikamente über längere oder kürzere Perioden einzunehmen. Ich weiß auch, dass die Neuroleptika, die ich damals einnahm, heute viel weniger verwendet werden und dass die neuen Mittel andere Effekte haben und etwas andere Nebenwirkungen. Aber sie haben immer noch Nebenwirkungen. Es erschreckt mich, wenn ich die Pharmavertreter sagen höre, dass dieses Medikament dazu führen kann, »dass den Patienten die Milch einschießt, was bei Männern ja ungewünscht, bei Frauen aber wohl nicht so schlimm ist«. Ist es nicht? Ich hatte durch einige Medikamente Milch in der Brust. Das war ekelhaft und machte mir ganz nebenbei schrecklich Angst, denn ich kapierte nicht, was da vor sich ging. Ich fragte den Arzt auch nie. Damals kam einmal die Woche ein Stationsarzt, ein älterer, sehr ernster Mann, mit dem ich niemals über die Flecken auf meinen Kleidern hätte reden können. Es gab sich mit der Zeit, aber es war beängstigend und absolut unerwünscht. Obgleich ich eine Frau bin, will ich keine Milch in meiner Brust haben, wenn ich kein Baby habe, das diese Milch braucht. Das hat Einfluss auf die Betroffenen. Und das hatte es auch auf mich.

Es sind nicht die Medikamente an sich, denen ich skeptisch gegenüberstehe. Ich weiß, auch aus Erfahrung, dass es Perioden geben kann, in denen Medikamente wirklich helfen, um die schlimmsten Auswüchse der Krankheit zu dämpfen und das Leben erträglicher zu machen. Manchmal braucht man etwas, um den Schmerzen die Spitze zu nehmen, da sie sonst unerträglich wären. Manchmal ist man so müde, dass eine chemische Lösung die einzige Möglichkeit darstellt. Ich weiß auch sehr gut, dass alle Patienten unterschiedlich sind und dass es Patienten gibt, für die Medikamente in gewissen Situationen die beste und vielleicht einzige Lösung sind. Manchmal ist es auch die Lösung, die sich die Menschen wünschen, obschon andere, schmerzhaftere Ansätze möglicherweise einen Weg der Besserung darstellen können. Ich habe diesen Schmerz selbst kennen gelernt und denke, dass man von niemandem verlangen kann, ihn auszuhalten. Aber man muss jedem die Wahl lassen. Und als Angestellter des Gesundheitssystems sollte man die Situation, inklusive der Medikation, überdenken und nicht etwas von einem Patienten erwarten, das durch die Medikamente unmöglich ist. Wir sollten auch im Blick behalten, dass das, was wir sehen, wenn wir einen Patienten betrachten, der starke Medikamente bekommt, nicht die ganze Wirklichkeit ist, sondern nur ein Teil davon. Und vor allem sollten wir den Respekt und die Ehrfurcht vor dem Menschen bewahren. Denn auch wenn die Nebenwirkungen vielleicht das geringste Übel sind, so sind sie doch unerwünscht und niemals einfach in Ordnung. Schizophrene Menschen sind auch Menschen.

Ein Gedanke zum Schluss: Medikamente können bei manchen Menschen ernsthafte Konsequenzen und Nebenwirkungen haben. Trotzdem darf man nie plötzlich damit aufhören. Das kann sehr gefährlich sein und die schädigende Wirkung noch verstärken. Medikamente verändern die chemische Balance im Gehirn, deshalb nimmt man sie ja, und hört man zu abrupt auf, kann das neben der rein körperlichen Gefährdung zu einem gewaltigen Chaos und einer Verschlimmerung der Krankheit führen. Deshalb muss man immer erst mit einem Arzt reden, bevor man Medikamente absetzt oder wechselt. So kann man Antworten auf seine Fragen erhalten. Spricht man mit einem klugen Arzt, einem, dem man vertraut, wird einem sicher geholfen, eine Lösung zu finden, die in dieser Situation am besten passt. Vielleicht muss man ein Medikament wechseln und etwas nehmen, das anders wirkt und andere Nebenwirkungen hat. Vielleicht reicht auch schon die Information über das, was man nimmt, über die Nebenwirkungen und spezifischen Effekte und die Vor- und Nachteile gerade dieses Medikaments. Vielleicht kann man langsam und vorsichtig eine Minderung der Dosis anpeilen, entweder um mit weniger auszukommen oder um irgendwann ganz ohne Medizin zu leben. Die Lösungen können ganz verschieden sein, denn auch die Menschen sind verschieden. Ich will nicht sagen, dass alle Menschen auf lange Sicht ohne Medikamente leben sollen, auch wenn ich mir das wünschen würde. Aber wenn ich realistisch sein will, muss ich mir wohl eingestehen, dass das kaum möglich ist. Ich glaube aber auch nicht, dass es eine zwingende Notwendigkeit dafür gibt, dass alle Patienten mit der Diagnose Schizophrenie für den Rest ihres Lebens Medikamente nehmen *müssen*. Das heißt, ich weiß, dass es nicht so ist, weil ich es erfahren habe.

Haltet die Welt an – ich will wieder mit!

»Haltet die Welt an – ich will aussteigen!«, heißt es in einer norwegischen Redewendung, die mir schon lange seltsam vorkommt. Denn eigentlich ist es ja kein großes Problem, bei voller Fahrt abzuspringen. Natürlich holt man sich dann eine Reihe blauer Flecken und Schürfwunden, und manchmal verletzt man sich auch stärker, aber runter kommt man. Man muss sich nur ein bisschen umschauen, und schon sieht man Beweise dafür, denn es gibt immer mehr Menschen, die abgesprungen oder heruntergefallen sind. Die Welt dreht sich immer schneller und verlangt immer mehr von denen, die weiterhin dabei sein wollen. Es ist in der Tat leicht, den Halt zu verlieren. Das eigentliche Problem ist, bei voller Fahrt wieder aufzuspringen, und für viel zu viele enden die Versuche nur mit neuen Enttäuschungen und Wunden. Es gelingt ihnen nicht, und sie gehen deshalb davon aus, dass sie nicht gut genug sind, doch das stimmt nicht. Es ist ganz einfach verdammt schwierig, auf etwas aufzuspringen, das sich sehr schnell bewegt, ohne dass es schiefgeht. Was man braucht, ist ein Fahrzeug, in das man einsteigen kann, während es steht, und das dann immer schneller Fahrt aufnimmt, bis man das gleiche Tempo wie die Welt hat, so dass man ohne Probleme umsteigen kann, ähnlich dem System, das man nutzt, um in der Luft Flugzeuge aufzutanken. Es geht, doch es braucht etwas Umsicht, einige Vorbereitungen und einen Plan.

Will man so einen Plan machen, muss man zuerst einmal

wissen, wohin man will. Ich wollte ganz gesund sein und Psychologin werden, das waren meine Ziele. Aber viele der Helfer um mich herum sahen, wie schlecht es mir ging, und arbeiteten stattdessen auf ein etwas realistischeres Ziel hin: Dass ich ein bisschen selbstständiger wurde und besser mit meinen Symptomen zu leben lernte. Dieses Ziel ist natürlich auch in Ordnung, aber es hatte für mich nichts Inspirierendes. »Fehlende Motivation«, sagten sie manchmal, als sei das ein Fehler meiner Persönlichkeit, die man nicht motivieren konnte, weil ihr ganz einfach die Antriebe fehlten. Das stimmte nicht. Ich war sehr motiviert, für sehr viel, aber wie die meisten Menschen ist mir nicht alles gleich wichtig. Ich habe keine Lust, zum Nordpol zu laufen, ich habe keine Lust, Konzertpianistin zu werden, und ich hatte keine Lust, mit meinen Symptomen leben zu lernen – aber ich hatte sehr wohl Lust, Psychologin zu werden. Da Letzteres ja reichlich unmöglich und unrealistisch war, wurde dieser Plan von den Helfern, die mich umgaben, rasch verworfen, denn er motivierte sie nicht, weswegen wir uns nach ihrem Plan zu richten hatten. Das heißt, sie richteten sich nach ihrem Plan. Ich bewegte mich so gut wie gar nicht. Aber das war vielleicht nicht wirklich erstaunlich, denn ich war ja krank, und wer wusste schon, ob man von mir überhaupt so viel erwarten durfte.

Es wurden schließlich ein paar andere Sachen versucht, mit variierenden Resultaten, wobei ich nicht immer das Gefühl hatte, dass sie mich meinem Ziel näherbrachten. An einem Ort wurde diese Maßnahme probiert, an einem anderen eine andere, so dass es nicht immer leicht war, den Sinn des Ganzen zu erkennen. Natürlich konnte das auch daran liegen, dass die Menschen um mich herum nicht sehr an mein Ziel glaubten oder daran, dass ich es jemals erreichen könnte. Vielleicht waren sie deshalb nur schwer dazu zu bewegen, mir wirklich effektiv zur Seite zu stehen.

Aber sie versuchten es. Ich bekam Arbeitstraining. Ich sollte in der Arbeitsstube Schlaftabletten drehen. Die Arbeit bestand darin, kleine Bröckchen von einer rosa, lehmartigen Substanz zu schneiden, sie exakt abzuwiegen – ich glaube mich daran zu erinnern, dass jedes Teil genau fünf Gramm wiegen sollte – und dann schöne, gleichmäßige Kugeln daraus zu drehen. Danach mussten die Kugeln in eine Schachtel, zwei Kugeln pro Schachtel. Ich wurde sogar bezahlt, fünf Kronen pro Arbeitseinheit, die ich durchstand. Sonderlich oft habe ich nicht durchgehalten. Was sie nur noch bestärkte. Jemand, der nicht einmal eine derart einfache Arbeit schaffte, musste doch wohl einsehen, dass der Traum von einem Universitätsstudium vollkommen unrealistisch war. Doch bei diesem Rechenstück vergaßen sie eine sehr wichtige Sache, nämlich die Lust. Ich hatte keine Lust, Schlaftabletten zu drehen. Ich fand das extrem langweilig und sah keinen Sinn darin. Ich kann durchaus auch langweilige Sachen machen, aber dann müssen sie einen Sinn haben. Doch diese Pillen ergaben für mich keinen Sinn. Ich lernte nichts Neues, es half mir nicht weiter und brachte mich meinem Ziel nicht näher. Sie sagten, ich sei nicht motiviert, und ich wusste sehr wohl, dass mich Schlaftabletten nicht motivierten. Aber das ist nicht dasselbe.

In dieser Zeit gab es einige Umorganisationen und Gesetzesänderungen, die sich auch auf die für mich zuständigen lokalen Ämter auswirkten. Die Verwaltung der Unterstützungsgelder wurde auf das Arbeitsamt übertragen, und ich bekam eine neue Sachbearbeiterin. Ich genoss diese Unterstützung schon recht lange. Jetzt aber erhielt ich das Geld nicht mehr aus dem medizinischen, sondern aus dem Arbeitsbudget, und dafür brauchte es eine Perspektive, einen konkreten Plan. Da ich nicht auf dem Amt erscheinen konnte, kam die Sachbearbeiterin zu mir in die Langzeitinstitution, in der ich damals lebte, um gemeinsam mit mir einen Plan auszuarbeiten. Sie kam also zu mir und begegnete einer Patientin, die unter starken Medikamenten stand, die aber trotzdem noch Halluzinationen hatte und sich selbst verletzte, nicht nach draußen durfte, nicht alleine wohnen konnte, keinen Schulabschluss hatte und laut Aussage des Personals nicht einmal Schlaftabletten drehen konnte. Eine Patientin, die tagtäglich Stimmen hörte, aber sagte, Psychologin werden zu wollen.

Ich frage mich häufig, wie ich selbst in einer entsprechenden Situation reagieren würde. Ich kann nur hoffen, dass es mir dann gelingen würde, den Glauben an den Menschen zu bewahren, aber ich bin mir nicht sicher. Wie dem auch sei, diese Frau glaubte an mich, so dass wir an diesem Tag einen Unterstützungsplan skizzierten, der die Ausbildung an der Universität zum Ziel hatte. Vollkommen verrückt. Aber trotzdem, jetzt hatten wir einen Plan, und zum ersten Mal seit Beginn meiner Krankheit – und der lag schon viele Jahre zurück – gab es einen Plan, der mich zu *meinem* Ziel führen sollte. Dorthin, wohin *ich* schon die ganze Zeit gewollt hatte. Und das machte einen gewaltigen Unterschied.

Der Plan war ambitioniert. Sehr ambitioniert. Um das Risiko eines Fehlschlags zu minimieren und vielleicht auch, um unseren Plan besser verteidigen zu können, beinhaltete dieser Plan auch ein paar Reservelösungen und Alternativen. Da ich ja noch keine Hochschulreife besaß, musste ich diese erst erwerben. Da die Gefahr bestand, dass ich es nie bis an die Universität schaffen würde, kombinierten wir die Abendschule mit einem Grundkurs im Gesundheits- und Sozialwesen. Das war klug. Zum einen waren das Fächer, die mich motivierten, interessierten und anspornten, hart zu arbeiten, um mir meinen Traum zu verwirklichen. Zum anderen war dieser Kurs ein effektives Sicherheitsnetz. Gelang es mir nicht, auf die Uni zu kommen, konnte ich den Kurs abschließen und zum Beispiel Beschäftigungstherapeutin werden. Auch das wäre sicher ein gutes Leben gewesen. Sollte es mir nie gelingen, gesund genug zu werden, um einen normalen Job zu meistern, konnte ich vielleicht in einer betreuten Wohnung leben und ein paar Stunden die Woche eine beaufsichtigte Arbeit in der Gemeinde machen. Zum Beispiel in der Arbeitsstube eines Altersheims oder etwas Ähnliches. Auch das wäre in Ordnung gewesen, auf jeden Fall deutlich besser als das, was ich im Moment hatte. Und damit war der Plan perfekt. Er war motivierend, weil er die Chance beinhaltete, meinen Traum umzusetzen, und er war gleichzeitig sicher, weil ich nicht riskierte, alles zu verlieren, sollte ich nicht wirklich alles schaffen. Wirklich genial. Als der Plan endlich stand und wir beginnen konnten, am gleichen Strang zu ziehen, fing die Arbeit an.

Der Beginn war recht mühsam. Wir kamen ein bisschen vorwärts, aber mit winzigen Schritten. Ich wohnte noch immer in der Institution, bekam aber einen Lehrer von der weiterführenden Schule zugeteilt, der ein paar Mal in der Woche zu mir kam, um mich zu unterrichten. Wir begannen mit Norwegisch, weil das ein Fach war, das ich mochte, konzentrierten uns auf den Schulstoff, und ich schrieb erste Aufsätze. Mit einem anderen Lehrer durfte ich auch an der Schulküche teilnehmen. Das lief in der Kategorie ATL-Training, also Aktivitäten, die wichtig für das tägliche Leben sind. In der Praxis bedeutete das, dass wir in der Stationsküche waren und Essen kochten. Und ich durfte als Hospitantin für zwei Stunden pro Woche in eine Klasse in der Schule. Trotz des vorsichtigen Starts stellten sich mir damit Anforderungen, die weit über das Pillendrehen hinausgingen. Dessen ungeachtet gelang es mir viel besser, alldem gerecht zu werden. Und obgleich ich eine Heidenangst hatte, in eine fremde Klasse zu gehen, und es Ewigkeiten her war, dass ich zuletzt gemeinsam mit anderen Schülern in einem Raum gesessen hatte, tat ich es. Ich hatte einen wertvollen Traum, und es war vollkommen in Ordnung, dass es mich etwas kostete, ihn zu verwirklichen.

Nach ein paar Frühlingsmonaten mit vorsichtigem Unterricht waren wir bereit für den nächsten kleinen Schritt: »normaler« Unterricht in einer normalen Klasse in einer normalen Schule. Ich durfte aber das Schuljahr auf zwei Schuljahre aufteilen, da eine volle Woche zu viel für mich gewesen wäre. Außerdem bekam ich eine Assistentin, die mich vor der Schule traf. Sie begleitete mich hinein, da ich allein nicht genug Mut hatte, und blieb in allen Stunden an meiner Seite. Das rein Fachliche war nicht das größte Problem, obwohl mein Hirn durch all die Medikamente langsamer arbeitete. Aber ich hatte Angst vor den anderen Schülern, Angst vor mir selbst und Angst vor den Halluzinationen und Wahnvorstellungen, die mich noch immer quälten. Die Assistentin gab mir die Sicherheit, die ich brauchte, um in die Klasse zu kommen und auch dort zu bleiben. Ich lernte, darauf zu vertrauen, dass sie mir half, die Herausforderungen zu meistern, die sich mir noch stellen sollten.

Im ersten Jahr wohnte ich noch in der Institution, ging den fünf Minuten langen Weg zu Fuß zur Schule, absolvierte meine Stunden und ging wieder zurück. Die Assistentin begleitete mich durch die Schule, und das Personal war an den Nachmittagen um mich. Einige von ihnen waren mir wichtige Stützen, die mich motivierten, wenn es darum ging, die Hausaufgaben zu machen oder einen neuen Tag in der Schule zu wagen. Ich hatte eine neue Therapeutin und bekam viel Unterstützung und reichlich Wissen durch die Stunden bei ihr. Es lief eigentlich ziemlich gut. Ich bekam Hilfe, um mir eine Wohnung zu Hause in meiner Heimatgemeinde zu mieten, und nach einer Übergangszeit wurde ich zum Sommeranfang aus der Institution entlassen. Die Gemeinde war noch nicht bereit, mich aufzufangen, obgleich man sie lange Zeit vorher instruiert hatte, so dass ich einen traurigen Sommer vor mir hatte. Aber auch der ging vorbei, und im Herbst wollte ich in der gleichen Schule wie zuvor und mit der gleichen Assistentin den zweiten Teil des Schuljahres beginnen. Es gab nur ein kleines Problem. Die Institution und die Schule waren in Eidsvoll, während ich nun in Lørenskog, meiner Heimatgemeinde, wohnte, und das war 70 Kilometer entfernt. Natürlich hatte ich weder Auto noch Führerschein. Das bedeutete, dass ich, noch immer leicht psychotisch und unter dem Einfluss starker Medikamente stehend, erst mit dem Bus nach Lillestrøm fahren und von dort den Zug nach Eidsvoll nehmen musste. Dort angekommen, musste ich dann mit einem weiteren Bus vom Bahnhof zum Busbahnhof fahren, von wo aus ich dann noch den Berg hinauf zur Schule laufen musste. Für diesen letzten Abschnitt brauche ich heute zu Fuß etwa zehn Minuten. Damals, unter dem Einfluss der Medikamente, brauchte ich mindestens eine halbe Stunde. Der ganze Weg dauerte zwischen ein und zwei Stunden. Pro Strecke. Ich habe keinerlei Erklärungen dafür, wie jemand glauben konnte, dass das gutgeht.

Es ging nicht gut. Als ich erneut zusammenbrach und in die Notaufnahme kam, erklärte man das wieder mit meiner angeborenen und genetisch bedingten Verwundbarkeit und Schizophrenie. Ich weiß nicht, was die Leute dachten. Aber ich kann mich nicht daran erinnern, dass auch nur einer erwähnt hätte, wie groß die tägliche Belastung in Anbetracht meiner Situation war. Zu groß. Schließlich lag es erst ein knappes Jahr zurück, dass sie fast nichts von mir erwartet hatten, und jetzt wollten sie gleich alles. Kein Wunder, dass der Kapitän wütend wurde, denn Anforderungen der unterschiedlichsten Größenordnung waren schließlich sein Ressort. Da es in dieser Zeit keinen Zusammenhang gab zwischen dem »Du musst Rücksicht auf dich selbst nehmen, und du hast das Recht, Grenzen zu setzen« in der Therapie und dem täglichen Trott »Hausaufgaben-Schule-Alleinewohnen-Bus-und-Zug«, war es nur ganz natürlich, dass seine Warnlampenfunktion ausgelöst wurde.

Außerdem erschien mir mein Traum damals auch gar nicht mehr so verlockend, denn ich war ja nie gesund gewesen als Erwachsene und wusste gar nicht, wie das war. Ich war noch jung, als ich krank wurde, und jetzt wohnte ich zum ersten

Mal allein, ging zur Schule und lebte ein »normales« Leben. Und, um ehrlich zu sein, ich fand das nicht im Geringsten angenehm. Wenn das gut sein sollte, gab es kaum einen Grund, so hart dafür zu kämpfen. Die Therapie verlangte mir so viel ab, die Busse raubten mir die Kraft, und die Abende und Wochenenden waren so unendlich einsam. Nichts machte mehr Spaß. Ich war noch nicht so weit zu erkennen, was falsch lief. Es war ganz logisch, dass es so nicht klappen konnte, und da ich noch immer mehr Bilder als Worte im Kopf hatte und nur sehr wenige Lösungsstrategien, kam die Psychose zurück und rettete mich aus einem Dasein, das mich sonst zerstört hätte. Natürlich war das keine gute Lösung, aber es war die Lösung, die zur Verfügung stand. Sie brachte mich weg, in die Sicherheit der Station, und sie zeigte der Umgebung, dass es so nicht ging. Wir mussten es also aufs Neue probieren, auf eine etwas andere Weise, und schauen, ob es dann besser ging.

Und das taten wir. Wieder und wieder. Die Pläne wurden mit der Zeit etwas verändert, zum Beispiel ließen wir nach einiger Zeit den Grundkurs Gesundheitswesen fallen und setzten voll auf eine Art Fachabitur der Abendschule. Aber das Ziel blieb das gleiche, auch wenn ich noch immer hin und wieder aufgab. Manchmal lief alles gut, dann wieder nicht so, und manchmal lief es überhaupt nicht.

Ich habe mit der Zeit großen Respekt für richtiges Timing bekommen. Die passenden Maßnahmen zum falschen Zeitpunkt können genau das Falsche sein, und manchmal müssen die Dinge einfach bloß ein bisschen reifen. Ich hatte ja auch schon zuvor versucht, zur Schule zu gehen, und auch diesen Zeichengrundkurs gemacht, bevor ich in die Schlaf-in-Ruhe-Institution eingewiesen worden war. Die Maßnahme war gut geplant, aber nicht richtig durchdacht gewesen, und der Zeitpunkt war falsch. Und damit nützte sie nichts. Selbst der beste Apfel der Welt ist unreif sauer.

Ein wichtiger Teil der Therapie bestand darin, mir Raum zu

geben, meine Symptome zu verstehen und zu reifen, so dass Bilder und Gefühle Worte fanden und nicht bloß unhandliche Bilder blieben. Ein anderer, ebenso wichtiger Teil der Therapie drehte sich darum, die Welt und meine Rolle darin zu verstehen. Man geht ein Stück kaputt, wenn man lange in der Klinik lebt und ansonsten bloß ein Teil des Behandlungssystems ist. Ein kleines Beispiel: Wenn ich in der Klinik traurig war, einsam in der Ecke des Aufenthaltsraumes saß und mir Kontakt mit jemandem wünschte, kam für gewöhnlich eine Schwester zu mir und fragte mich, was denn nicht in Ordnung sei und was sie für mich tun könne. War ich auf der Abendschule und fühlte mich in der Pause allein und war traurig darüber, allein am Tisch zu sitzen, kam niemand zu mir. Das musste natürlich nicht bedeuten, dass mich niemand mochte oder mir Gutes tun wollte, sondern war ganz einfach zu erklären: Denn setzte man sich in der normalen Welt allein an einen Tisch, abseits der anderen, war das in der Regel ein deutliches Signal für den Wunsch, in Ruhe gelassen zu werden. Ein deutliches Signal, das ich nicht kannte, das ich aber lernen konnte, indem wir gemeinsam solche Situationen durchspielten und die Alternativen erforschten. Der nächste Schritt war deutlich unangenehmer. Ich sollte diese alternativen Lösungen in der Praxis ausprobieren, zum Beispiel, indem ich mich in der Pause an den gleichen Tisch wie die anderen setzte und mit ihnen über ein Thema, die Schule oder das Wetter plauderte, um so herauszufinden, ob sie mich akzeptierten. Das war anfangs schwierig, wurde aber mit der Zeit einfacher, weil es tatsächlich wirkte. Und so nahmen wir uns verschiedene Situationen vor und sezierten und erforschten sie. Ich versuchte mich an anderen Handlungsweisen, wodurch neue Lösungen evaluiert wurden: Was funktionierte gut, was nicht, und was konnte man anders machen? Es war eine anspruchsvolle Arbeit, die aber ihre Wirkung tat. Ein Grund für diesen Erfolg war sicher, dass die Therapie ein Parallelprozess zu meinem Leben war und dass ich jetzt ein Leben hatte, etwas, womit ich arbeiten konnte. Ich war motiviert und hatte jemanden, der mit mir gemeinsam an diesem Leben arbeitete. Außerdem stimmte diesmal das Timing. Ich war bereit, einen Schritt weiterzugehen.

Ich wollte gesund werden, wusste aber nicht wirklich, was ich unter »gesund« zu verstehen hatte. Auf einer Station fragten sie die Patienten morgens manchmal: Wollt ihr eigentlich gesund werden? Für gewöhnlich kam diese Frage, wenn das Personal mit dem Einsatz des entsprechenden Patienten nicht zufrieden war und wenn der Betreffende nicht tat, was das Personal für richtig hielt. Ich habe diese Frage gehasst: Willst du überhaupt gesund werden? Wurde mir diese Frage gestellt, antwortete ich immer mit ja, was hätte ich auch sonst antworten sollen? Aber ich hatte nicht immer das Gefühl, wirklich ehrlich zu sein. Denn wollte ich tatsächlich gesund werden?

Der dänische Philosoph Søren Kierkegaard spricht in seiner Lehre von drei Existenzstadien, in denen sich ein Mensch befinden kann. Das erste Stadium nennt er das ästhetische Stadium und beschreibt es als einen Zustand, geprägt von Lust, Ästhetik und Freude. Entscheidungen werden nach den Kriterien gut, spaßig, schön oder nicht langweilig getroffen. Dabei muss es sich nicht notwendigerweise um körperliches Wohlergehen handeln, sondern ebenso gut um Kunst und Unterhaltung – um alles, was dazu beitragen kann, dass keine Langeweile aufkommt. Das nächste Stadium, das Kierkegaard als hochwertiger ansieht, ist das ethische Stadium. Hierin trifft man seine Entscheidungen auf der Basis ethischer Werte und Einschätzungen, man wägt nach moralischen Kriterien ab und tut seine Pflicht, auch wenn diese langweilig ist. Menschen im ethischen Stadium reden nicht über das Schöne und Gute, und sie schreiben auch keine Gedichte über Gerechtigkeit und Wahrheit – sie gehen nach draußen und tun das Gute, auch wenn es anstrengend oder langweilig ist. Das dritte und nach Kierkegaard höchste Stadium ist das religiöse. Es ist auch das schwierigste Stadium, und Kierkegaard ist der Meinung, dass nur wenige Menschen diesen Zustand erreichen. Er beschreibt dieses Stadium wie eine Fahrt über sehr tiefes Wasser, gut siebzig Faden tief, da alle Entscheidungen und Handlungen auf dem blinden Glauben und Vertrauen auf etwas beruhen, das man nicht weiß und nicht sieht und für das man keine Beweise hat. Wie Sokrates, der seinen Giftbecher im blinden Vertrauen auf die Unsterblichkeit der Seele leerte, oder Abraham, der bereit war, seinen einzigen Sohn zu opfern, weil er die Worte Gottes für richtig hielt.

Etwas an diesem Bild lässt mich an diese unangenehme Frage denken: Willst du eigentlich gesund werden? An den blinden Glauben, handeln zu müssen, etwas kompliziert zu machen, was Angst hervorrief. Und alles ohne den geringsten Beweis dafür, dass dies der richtige Weg war oder zu garantierten Erfolgen führte. Es einfach tun, viele Male, es auszuhalten, obgleich man sieht, dass es nicht gleich wirkt, und obwohl es weh tut. Wieder und wieder. Blindes Vertrauen. Ohne die Spur eines Beweises. Ich werde wohl nie Kierkegaards drittes Existenzstadium erreichen, aber ich weiß, dass auch meine eigene, stark vereinfachte Version verdammt schwer war. Es ist nicht leicht, auf der Hälfte der Strecke die Karriere zu wechseln. Und es macht es auch nicht leichter, dass man nicht sicher weiß, was einen erwartet, wofür man eigentlich so hart arbeitet und ob man sein Ziel jemals erreichen kann.

Auch Patientsein beinhaltet eine Karriere, und wie alle Karrieren entwickelt sich diese mit der Zeit. Krank war ich schon viele Jahre, im Grunde mein ganzes erwachsenes Leben über sowie große Teile meiner Jugend. Darauf verstand ich mich, das war es, was meine Karriere ausmachte. Große Teile meines Lebens bauten auf der Tatsache auf, dass ich Patientin war. Ich hatte eine Wohnung, weil ich krank war. Ich bekam Geld, das heißt »Stütze«, weil ich krank war. Die sozialen Spielregeln, die ich beherrschte, basierten auf der Krankheit. Was ich tagsüber tat, sei es nun auf der Station, in der Tagesstätte oder bei der Wiedereingliederung, hatte seinen Ausgangspunkt in der Diagnose. Mein soziales Netzwerk, Schwestern und Pfleger ebenso wie meine inneren Stimmen hatte ich, weil ich krank war. Ich stellte mir vor, dass ich all das verlieren würde, wenn ich wieder gesund wäre, denn ich hatte keine anderen Erfahrungen und wusste nicht, dass ich so viel bekommen konnte, so viel mehr als das, was ich hatte. Ich konnte mir das nicht vorstellen, ja, ich konnte nicht daran glauben, musste aber trotzdem ins kalte Wasser springen und zu schwimmen versuchen. Ich hatte ein bisschen Mut, aber eben nur ein bisschen.

Ich glaube an einen Gott und gehe manchmal auch in die Kirche. Einmal, als ich noch krank war, beteten sie dort für die Kranken. Es kam mir nicht in den Sinn, nach vorne zu gehen und wie manche der anderen zu bekennen, das wagte ich nicht, und außerdem war mir die ganze Stimmung zu erregt. Ich betete aber und rechnete damit, dass Gott mich hörte, egal wo ich saß. Außerdem vertraute ich darauf, dass er auch seltsame Gebete anhörte. Ich erzählte ihm, dass ich zwar gesund werden wolle, trotzdem aber eine ungeheure Angst davor habe, und bat ihn, so nett zu sein, mich wieder gesund zu machen, aber auch darum, dass es lange dauerte, »denn ich traue mich nicht, wenn es so schnell geht«.

Es dauerte lang. Und ob man es glaubt oder nicht, es ist möglich, mit dem Gefühl zu leben, dass diese Krankheit zwar wehtut, aber doch etwas Bekanntes ist, das ein bisschen Sicherheit gibt. Zum Glück habe ich eine Therapeutin getroffen, die das verstand und die mir sagte, dass es bei meiner Diagnose, meiner Krankengeschichte und meiner Krankenakte, die so dick war wie das Osloer Telefonbuch, die Gelben Seiten mit eingerechnet, es wohl eine Weile dauern werde, bis die Menschen mich für gesund hielten. Das gab mir Sicherheit, denn es gab mir Zeit. Außerdem tat es gut, dass sie aussprach, wovor ich Angst hatte.

Leider ist es in unserem System oft so, dass man den Anspruch auf die Behandlung verliert und entlassen wird, kaum dass es einem wieder ein bisschen besser geht, obwohl man sich selbst vielleicht noch gar nicht wieder gesund fühlt. Das geschieht nicht, weil die Ärzte einem Böses wollen oder dumm sind, sondern weil jede Behandlungsstunde, die man einem Patienten zugesteht, eine Stunde ist, die einem anderen gut tun könnte. Außerdem ist es nicht immer möglich, langfristig zu denken, auch wenn man sich das wünschen würde. Zum Glück ist es nicht überall so. An manchen Orten gibt es Raum genug, um wenigstens den Patienten, die das am dringendsten brauchen, eine längere Betreuung anzubieten. Ich habe als Patientin immer gefürchtet, die Betreuungsmaßnahmen zu verlieren, wenn es mir ein bisschen besser ging. Als Psychologin stelle ich fest, dass viele Patienten ähnlich reagieren, wenn ich sie danach befrage. Deshalb frage ich manchmal. Nicht weil die Antwort wahr sein muss, sondern weil sie es tatsächlich ab und zu ist. Und es erleichtert die Arbeit zwischen Betreuer und Patient, wenn man sich einig wird, die Behandlung auch dann fortzusetzen, wenn sie zu wirken beginnt.

Als ich das letzte Mal in die Notaufnahme kam, ahnte ich nicht, dass es das letzte Mal sein würde. Ich glaubte, jetzt wirklich am Ende zu sein. Es war eine Weile besser gegangen, ich hatte einen Teilzeitjob gefunden, nahm keine Medikamente mehr, hatte etwas Vernünftiges zu tun versucht und lag doch wieder festgeschnallt im Bett. Ich hätte am liebsten aufgegeben, ich sah keine Lösungen mehr und wollte nur noch sterben. Denn was ich auch tat, es nützte ja nichts. Egal wie hart ich arbeitete und wie sehr ich es versuchte. Immer kamen die Stimmen, die Verwirrung, der Nebel und die trügerischen Empfindungen wieder. Immer endete ich in einem Chaos, mit dem ich nicht umzugehen wusste, bis die Riemen im Bett die Ordnung übernahmen. Es war nutzlos. Glaubte ich. Denn ich wusste nicht, dass es das allerletzte Mal war. Es vergingen viele

Jahre, ehe mir bewusst wurde, dass es so war. Ich kam nie wieder dorthin. Aber das wusste ich damals ja nicht.

Was wichtig ist, kann von Person zu Person variieren. Für mich war es wichtig und richtig, arbeiten zu können, um gesund zu werden. Das ist sicher nicht für alle Menschen so, und das muss man im Gedächtnis behalten. Als ich krank wurde, sagte man mir, die Krankheit sei chronisch und ich würde nie wieder gesund werden. Im Laufe der Krankheit wurde das noch oft wiederholt. Das ist auch der Grund dafür, warum das Schlaftablettendrehen für manche gut war. Für mich war es nie eine gute Maßnahme, und ich weiß, dass mir der ständige Fokus auf die Hoffnungslosigkeit geschadet hat. Deshalb ist es mir wichtig, Hoffnung zu verbreiten und Menschen den Glauben daran zu geben, dass es auch bei einer derart schlimmen Diagnose Möglichkeiten gibt. Ich weiß, dass ich selbst diese Hoffnung geschätzt hätte, als ich krank war, und genau deshalb möchte ich sie jetzt vermitteln.

Es war ein unglaubliches Glück, dass ich wieder gesund wurde, und ich bin sehr dankbar dafür. Diese Dankbarkeit beinhaltet auch Verständnis, Respekt und Ehrfurcht all jenen gegenüber, die eine größere Bürde als ich tragen müssen und nicht gesund werden. So ist es mit vielen Krankheiten. Manche werden vom Krebs geheilt, andere leben lange mit der Krankheit, und wieder andere sterben ganz schnell. So ist es auch mit der Schizophrenie. Einige leiden ihr Leben lang sehr stark unter den Symptomen, einige begehen Selbstmord und sterben durch Unglücksfälle, andere kommen über recht lange Perioden ganz gut zurecht, und wieder andere werden gesund. Aber jeder, der es will, sollte das Recht haben zu hoffen, ob diese Hoffnung nun realistisch ist oder nicht. Heute, da wir das Fazit kennen, fällt es leicht zu sagen, dass ich die Möglichkeit in mir hatte, wieder ganz gesund zu werden. Diesen Glauben hatten nur wenige, als ich abgeschirmt in meinem Zimmer saß und die Tapete von den Wänden nagte. Ein realistischer Plan braucht keine Hoffnung, er beruht auf seinem Realismus. Aber wenn alles schwarz aussieht und alles aussichtslos scheint, braucht man Hoffnung. Manche Träume gehen in Erfüllung. Andere tun das nicht. Als ich als junger Teenager zur Schule ging, wollte ich Psychologin werden, mindestens einen Nobelpreis gewinnen und in der Oper Ballett tanzen. Ich wurde nie Tänzerin, und ich werde nie den Nobelpreis gewinnen. Aber ich wurde Psychologin. Und ich habe ein schönes Leben, das mir gefällt. Es ist nicht nötig, alle Träume erfüllt zu bekommen, damit es einem gut geht. Aber es muss immer das Recht auf Hoffnung geben.

Grau wie ein Schaf, golden wie ein Löwe

Hans Christian Andersens Märchen über das hässliche Entlein, das von den anderen Enten im Teich gemobbt wird, das aber trotzdem zu einem majestätischen Schwan heranwächst, wird häufig gekürzt. In dem Kinderbuch, das ich als kleines Mädchen hatte, stand: »Der Winter war lang und hart, und das Entlein hatte eine schwere Zeit zu überstehen.« Nur ein Satz über einen ganzen, langen Winter. Hans Christian Andersen selbst verwendet mehrere Seiten auf diesen Winter. Er erzählt, wie das Entlein betrogen, ausgenutzt und einer Reihe von Gefahren ausgesetzt wird. Unter anderem findet sich eine wundervolle Passage, in der das Entlein im Eis einfriert, aber von einem freundlichen Bauern gerettet wird, der es mit nach Hause nimmt, damit es vor dem Ofen wieder auftauen kann. Als die Kinder des Bauern mit dem Entlein spielen wollen, bekommt es Angst, sie könnten ihm etwas antun; es fliegt auf, stößt den Milcheimer um und flieht durch die offene Tür, ein gewaltiges Chaos hinter sich lassend. Es ist nicht so leicht, Güte zu erkennen, wenn die Welt lange schlecht zu einem war. Und es ist nicht so leicht, sich selbst zu vertrauen, wenn das sehr lange auch sonst niemand getan hat.

Als der Frühling endlich kommt, findet das Entlein einen kleinen See, auf dem drei majestätische Schwäne schwimmen. Es bewundert sie, rechnet aber gleichzeitig damit, dass sie es verachten werden, wenn nicht sogar töten. Trotzdem, denkt es, ist es besser, von derart schönen Vögeln getötet zu werden, als noch einmal einen solchen Winter zu erleben. H. C. Andersens Entlein schwimmt nicht zu den Schwänen, weil es glaubt, akzeptiert zu werden, sondern in der Erwartung, durch sie den Tod zu finden. Diese Szene beschreibt in Wirklichkeit einen Selbstmordversuch. Doch der schlägt fehl. Sie töten es nicht. Und während es darauf wartet, dass sie es angreifen und vernichten, senkt es voller Scham und Angst den Kopf und sieht sein Spiegelbild im Wasser. Es ist nicht von den anderen getötet worden, sie haben es bei sich aufgenommen, und da sieht es auch sich selbst und erkennt, dass aus ihm, dem hässlichen Entlein, ein Schwan geworden ist.

Genauso ist es. Hast du dich für lange Zeit daran gewöhnt, dass die Welt traurig und du selbst hoffnungslos bist, kann es ein gewaltiger Schritt sein, wieder in diese Welt zu treten und alle Erwartungen, die man an sich selbst, an die Welt und die Menschen hat, auf den Kopf zu stellen. Das kann einen ziemlich verwirren. Dass es immer »Licht am Ende des Tunnels« gibt, ist eine extrem abgedroschene Phrase. Ich habe sehr oft gehört, dass es, auch wenn es jetzt dunkel aussieht, doch in weiter Ferne ein Licht gibt. Als Autofahrerin wundert es mich, dass ich nie jemanden über die Gefahr der Blendung reden gehört habe. Schließlich ist es doch bekannt, dass Tunnelausfahrten unfallgefährdete Bereiche sind, weil man schnell verwirrt und geblendet ist, wenn man aus dem Dunklen ins helle Tageslicht kommt. Was nicht heißt, dass es nicht leichter ist, bei Tageslicht zu fahren, das steht außer Frage. Ich will damit nur sagen, dass der plötzliche Übergang zu abrupt sein kann.

Ich war jeden Tag von bezahlten Helfern umgeben, über viele Jahre hinweg. Sechs oder sieben Jahre meines Lebens war niemand – abgesehen von meiner engsten Familie – freiwillig mit mir zusammen und ohne dafür bezahlt zu werden. Natürlich hat das Einfluss auf mein Selbstbild genommen. Einige dieser bezahlten Pfleger waren arrogant, gleichgültig oder rücksichtslos, doch die große Mehrzahl war es nicht. Die allermeisten zeigten Respekt, Verständnis und Professionalität, oder sie versuchten es wenigstens. Ihnen war daran gelegen, mein Selbstvertrauen zu stärken, und viele sagten mir auch, dass ich etwas wert sei, ein ganz besonderer Mensch und so weiter. Das half nicht sonderlich. Es nützte nicht viel, wenn mir Pfleger und Therapeuten sagten, was für ein guter, interessanter Mensch ich sei, wenn sie in Wahrheit für jede Minute, die sie mit mir zusammen waren, bezahlt wurden. Und wenn sie mir einmal etwas gratis gaben, Überstunden machten, dann wurde das bei der nächsten Sitzung gleich wieder abgezogen. Wie viel waren diese Worte dann wert? Und wie viel war ich dann eigentlich wert?

Ich sah mich oft selbst wie einen Freier, der mit Menschen sprach und dem die Aufmerksamkeit der Menschen zuteil wurde, die das für Geld taten. Es war ein Job, für den sie bezahlt wurden, und obgleich das erniedrigend war, gab es doch auch Sicherheit. Die bezahlten Helfer waren sicher. Solange es dauerte. Ich rechnete nicht damit, dass sie mich mochten oder sich für mich interessierten oder mich als wertvoll erachteten, aber ich rechnete auch nicht damit, abgewiesen oder verscheucht zu werden. Doch nach so vielen Jahren wieder nach draußen zu gehen und zu glauben, dass Menschen tatsächlich Lust haben könnten, mit mir zusammen zu sein – und das freiwillig und nur zum Spaß –, war ein gewaltiger Schritt. Wie in aller Welt sollte ich so etwas glauben? Dieses Dilemma ist nicht leicht zu lösen, denn öffentliche Angestellte sind eben öffentliche Angestellte, und man sollte genau trennen zwischen Arbeit und Privatleben. Nicht so genau, dass man kein Mensch mehr ist, wenn man zur Arbeit kommt, aber doch genau genug, um nichts zu vermischen. Ich glaube, dass das auf lange Sicht für Patienten und Personal das Beste ist. Der Patient, der kommt, um behandelt zu werden, hat genau darauf Anspruch. Auf Behandlung, und es wird schnell schrecklich kompliziert, wenn Dinge wie Freundschaft oder Privatleben mit einfließen, die die Behandlung stören können. Das bedeutet aber nicht, dass man dieses Dilemma nicht thematisieren kann, wenn es aktuell wird, um die jeweiligen Rollen etwas deutlicher zu machen. »Ich mag dich, und hätten wir uns unter anderen Umständen kennen gelernt, hätten wir sicher Freunde werden können. So aber geht es nicht, denn ich habe die Pflicht, mich um deine Gesundheit und deine Behandlung zu kümmern.« So oder ähnlich. Das löst nicht unbedingt alle Probleme, aber es entspricht den Tatsachen. Schließlich lassen sich nicht alle Probleme gleich leicht lösen. Aber reden kann man darüber.

Ein anderes Problem, wieder in der Gesellschaft Fuß zu fassen, ist die Stigmatisierung und Diskriminierung. Auch das ist ein doppeltes Problem, denn man kann sowohl innerlich wie äußerlich der Diskriminierung ausgesetzt sein. Andere können von oben auf einen herabblicken, weil man anders ist. Man kann jedoch auch selbst eine solche Angst entwickeln, abschätzig behandelt zu werden, dass man etwas sieht, das eigentlich gar nicht da ist. Für eine Studie, durchgeführt von Major und Crooker (1993), wurden Frauen so geschminkt, dass es aussah, als hätten sie eine große, abstoßende Narbe im Gesicht. Sie sollten sich selbst im Spiegel betrachten und dann eine andere Versuchsperson treffen, um mit ihr ein Gespräch zu führen. Unmittelbar bevor die Frauen diese Person trafen, bat aber der Maskenbildner noch einmal darum, als »Schutz« noch eine Feuchtigkeitscreme auftragen zu dürfen, und entfernte bei dieser Gelegenheit die ganze »Narbe«, ohne dass die Frauen das aber wussten. Und dann gingen sie zu dem Gespräch mit der anderen Person. Anschließend wurden sie über dieses Gespräch interviewt, und obgleich keine der Frauen sichtbare Beeinträchtigungen hatte – die »Narbe« war ja weg –, berichteten einige von gewissen Diskriminierungen, die ihr Gesprächspartner sie habe spüren lassen. Sie konnten sogar wiedergeben, was ihr Gesprächspartner gesagt oder getan hatte, um sie zu erniedrigen. Diese Frauen brauchten keine

Mängel, allein der Glaube daran, zu einer Gruppe zu gehören, die diskriminiert werden könnte, reichte, um das Gefühl zu haben, diskriminiert worden zu sein. Genauso wusste das »Entenküken«, dass die Schwäne es tothacken würden, oder ich, dass niemand freiwillig mit mir zusammen sein wollte. Es gibt einiges, das man sicher zu »wissen« glaubt, nur stimmen muss es deshalb noch lange nicht.

Das bedeutet natürlich nicht, dass es keine Diskriminierung von Patienten mit psychischen Leiden gibt. Es gibt sie. Einige wenige Male bin ich von Menschen schlecht oder ungerecht behandelt worden, weil sie etwas über meine Vergangenheit wussten, aber das gehört absolut zu den Ausnahmen. Die meisten Menschen, die von meiner Krankheit erfahren haben, auch die Kollegen, reagierten positiv darauf, menschlich und professionell. Einige waren vielleicht überrascht, betroffen oder unsicher, aber die meisten waren nett. Trotzdem, es gibt Diskriminierung, aber in erster Linie auf eine andere, indirektere Art, nämlich durch Vorurteile, die es mir verwehren, gesund zu werden. Man findet sie hauptsächlich in zwei Varianten: »Du bist noch immer krank« und »Du warst nie krank«. Ich mag keine von beiden.

Die »Du bist noch immer krank«-Variante überrascht mich für gewöhnlich, wenn ich damit konfrontiert werde, weil sie häufig von netten, sympathischen Menschen kommt, die ich mag und mit denen ich gerne zusammen bin. Menschen, die gerne zum Ausdruck bringen, dass sie mich als Mensch und Fachperson schätzen, und die mir aufrichtig erscheinen. Doch dann können plötzlich Fragen darüber auftauchen, welche Medikamente ich nehme und ob ich spezielle Strategien nutze, um Halluzinationen von echten Menschen zu unterscheiden, oder welchen Verhaltensmaßregeln ich folge, um nicht wieder rückfällig zu werden. Ich muss gestehen, dass es mir in der Regel sehr schwerfällt, nicht zu lachen, wenn ich so etwas gefragt werde. Bisweilen wird einfach nur konstatiert, dass ich sicher ein sehr durchorganisiertes, strukturiertes Leben führe. Das ist nicht wirklich mein Stil. Die Vorstellung von mir als durchstrukturiertem Routinemenschen liegt mir fern. Das Gleiche gilt natürlich für Fragen über Medikamente oder Halluzinationen. Ich weiß, wie ich unter Medikamenten funktioniert habe und wie ich war, als ich psychotisch war. Das wäre unmöglich mit meinem jetzigen Leben vereinbar, mit dem Beruf und den Anforderungen, die sich mir Tag für Tag stellen. Das würde ich nicht schaffen.

Die andere Variante, »Du warst nie krank«, findet sich bei Menschen, die behaupten, ich sei nie wirklich schizophren gewesen und dass es sich um eine Fehldiagnose gehandelt haben müsse. Ihnen sage ich: Es ist ein Teil meiner täglichen Arbeit, Diagnosen zu stellen. Vergleiche ich die Diagnosekriterien für Schizophrenie mit meinem damaligen Zustand, so, wie ich ihn in Erinnerung habe, und so, wie er in den Unterlagen beschrieben wird, dann erscheint mir diese Diagnose sehr treffend zu sein. Ich würde sagen, die Kriterien sind erfüllt, und die Diagnose ist fachlich fundiert. Außerdem wurde sie unter anderem von einem Wissenschaftler gestellt, der als Experte in seinem Fach gilt und sich wirklich gut mit Schizophrenie und deren Diagnostik auskennt. Aber wie dem auch sei, Diagnosen sind, wie gesagt, keine natürlichen Kategorien, und es wird immer Zweifelsfälle und Überschneidungen geben.

Natürlich kann es sein, dass die Diagnose falsch war, aber dann hat das niemand bemerkt, bis es mir wieder viel besser ging. Und das würde bedeuten, dass es da draußen noch viele andere Menschen gibt, über die man ebenso »falsche« Diagnosen gestellt hat, die aber noch nicht entdeckt sind. Als ich krank war, sagten sie mir, ich sei schizophren. Niemand erwähnte mir gegenüber etwas von einer Möglichkeit, dass die Diagnose falsch sein könnte, bis ich wieder ganz gesund war. Sie sagten, ich sei krank, und sie sagten, ich würde nie wieder gesund werden. Und das ist das Problem. Ich habe mehrmals auf Studien verwiesen, die zeigen, dass etwa ein Drittel der Schizophrenie-Patienten gesund wird, dass ein Drittel gut mit den Symptomen leben kann und dass das letzte Drittel sein ganzes Leben lang stark unter den Symptomen leiden wird. Trotz dieser Tatsache gilt die Schizophrenie noch immer als eine Box, aus der man nicht herauskommen und in die man nicht hineinkommen kann. Entweder man ist drin, für immer, oder man war nie drin. Das ärgert mich. Denn es ist nicht wahr. Es hält die Menschen in einem Verständnis von ihrem Leben gefangen, das ihnen schaden kann. Leben ist Entwicklung. Der Philosoph Heraklit hat gesagt, dass man nicht zwei Mal durch denselben Fluss laufen kann, weil sich sowohl der Fluss als auch man selbst sich beim nächsten Mal verändert hat. Es muss erlaubt sein, sich zu entwickeln, sich zu ändern, gesund zu werden. Der Job ist so schon schwer genug, wir brauchen kein Gesundheitswesen, das es uns noch schwerer macht, indem es eine Heilung als unmöglich bezeichnet.

Manchmal werde ich gefragt, wie es mir jetzt geht. »Geht es dir gut?«, fragen die Menschen. Und das tut es. Andere wollen wissen: »Geht das jemals ganz vorbei? Kann man wieder richtig gesund werden?« Das sind schwierigere Fragen. Die Krankheit ging vorüber. Ich bin jetzt gesund, und ich habe keine Angst mehr, wieder psychotisch zu werden. Für mich war es ein Lernprozess, gesund zu werden. Damit ist es wie mit anderen Dingen, die man gelernt hat, Fahrradfahren oder Lesen zum Beispiel: Wenn man es erst einmal kann, muss wirklich einiges geschehen, dass man es wieder verlernt. Ich glaube nicht, dass ich jemals wieder in das Stadium zurückkomme, in dem mein Kopf voller brüllender Stimmen ist, ein unendliches Chaos mit verdrehten Sinnen, chancenlos, mich selbst oder die Welt zu verstehen. Das ist vorbei. Ich verstehe jetzt. Hat man dem Weihnachtsmann erst einmal den Bart heruntergezogen und gesehen, dass es Onkel Arne ist, fällt es einem schwer, weiter an ihn zu glauben. Also ist die Krankheit vorbei.

Aber meine Geschichte wird natürlich immer da sein. Ich habe eine Reihe Narben davongetragen. An Armen und Beinen und in der Seele. Manchmal ging es recht hart zu bei dem, was ich mir selbst angetan habe. Was im Zusammenhang mit der Zwangsbehandlung vorgefallen ist, führt noch heute dazu, dass ich manchmal nachts wach liege, weil der Körper fortwährend an den Verletzungen leidet, die er empfangen hat. Manchmal habe ich Albträume, obgleich diese jetzt seltener vorkommen. Meine Geschichte hat noch immer viele Löcher. Wenn mich jemand fragt, wo ich war, als König Olav starb, so war ich auf der Isolation. Ich habe nicht ein einziges Fernsehbild vom Golfkrieg gesehen. Ich war in Eidsvoll, als ganz in der Nähe in Lillehammer die Olympischen Spiele stattfanden, aber ich war von den Medikamenten zu sehr stillgelegt, um mich an irgendetwas zu erinnern, und bin nie dorthin gefahren. Es gibt Dinge, die ich wissen müsste, die ich aber nicht weiß, weil ich sie nie erlebt habe. Und es gibt die Dinge, die ich weiß und die ich vielleicht besser nicht wüsste. Zum Beispiel, wie es sich anfühlt, mit angelegten Handschellen in einem Auto zu sitzen, oder wie Glasfasern schmecken.

Es war nie so, wie ich mir mein Leben vorgestellt hatte. Einiges wurde für immer verändert, so dass das Leben eine ganz andere Richtung einschlug. Manchmal höre ich Menschen, die eine Krise durchlebt haben, sagen, dass sie es jetzt, im Nachhinein, nicht missen möchten. So etwas kann ich nicht sagen. Ich weiß noch, wie schrecklich es war und wie hoffnungslos mein Leben aussah. Ich weiß, wie viel Dummes ich getan habe, was ich mir alles angetan habe und denen, die ich gern habe. Ich weiß, wie leicht es hätte schiefgehen können. Ich weiß, dass ich unglaubliches Glück habe, noch am Leben zu sein. Ja, und wenn ich die Wahl gehabt hätte, hätte ich diesen Schmerz vermeiden wollen. Aber es ist gut so, dass ich diese Wahl nicht hatte. Denn ich habe enorm viel gelernt, zu dem ich sonst nie die Gelegenheit bekommen hätte. Mag sein, dass ich ein besserer Mensch geworden bin, aber ganz sicher bin ich so eine bessere Psychologin geworden. Nicht weil meine Geschichte übertragbar und allgemeingültig ist, sondern weil mich meine Erfahrungen gelehrt haben, dass es kein »die« und »wir« gibt. Wir sind alle Menschen. Und wir sind alle verschieden. Und grundsätzlich gleich.

Also: Geht es irgendwann ganz vorbei? Es geht mir heute gut, sehr gut. Ich lebe ein gutes, reiches, volles Leben. Manchmal bin ich froh, manchmal traurig. Manchmal verletzt es mich, wenn ich erlebe, dass mich Menschen noch immer auf Grund der Diagnose beurteilen, die mir einmal gestellt wurde, und nicht als den Menschen, der ich bin. Manchmal sind es ganz andere Dinge, die mich verletzen und traurig machen. Auch ich stehe im Regen, wenn es regnet, und nicht alle Tage sind gute Tage. Aber ich bin gesund. Und ich freue mich oft darüber, meinen eigenen Kühlschrank zu haben, mir selbst überlegen zu dürfen, was ich kochen will, und in den Regen oder die Sonne zu treten, wann immer ich Lust dazu habe. Es kommt durchaus vor, dass ich morgens müde bin, aber ich bin trotzdem sehr dankbar dafür, einen Job zu haben, zu dem ich fahren muss. Ich habe spannende Aufgaben, nette Menschen um mich herum, Pläne, Träume und Dinge, die ich gern tue. Ich habe ein Leben. Und es geht mir gut.

Alf Prøysen hat einmal über »einen Tag im Morgen« gesprochen, darüber, neu anzufangen, »mit leeren Seiten und einem Kasten voller Farbstifte«. Meine Seiten sind nicht leer. Als ich zehn Wochen lang in der Isolation hockte, war die Welt vollkommen hoffnungslos. Zehn Wochen sind lang, wenn man isoliert ist. Das sind zweieinhalb Monate, alle Tage von Weihnachten bis Ostern. Das ist lang. Und auch wenn die Schwestern und Pfleger bei mir saßen, so war es doch nicht mehr als das: Sie saßen. Und sahen. Und hatten nicht die Erlaubnis, mit mir zu reden. Zum Glück waren nicht alle so gehorsam, sie machten mir das Leben erträglicher. Aber weh hat es trotzdem getan. Sogar auf der Isolation habe ich mich stark verletzt, und um mich daran zu hindern, bandagierten sie mir die Hände und Arme von den Fingern bis zu den Schultern. In diesen Momenten hatte ich wirklich alles verloren, sogar das Recht auf meine eigenen Finger. Mehr konnte man mir nicht mehr nehmen. Da war alles vollkommen hoffnungslos, und ich wünschte mir aus vollem Herzen, sterben zu können, denn es gab kein Leben mehr, das es wert war, gelebt zu werden. Ich hatte keine Zukunft, und das Leben war zerstört.

In diesem Moment brach einer der Pfleger das Schweigen und redete mit mir. Er nahm einen Zeichenblock und malte in die Mitte des Blattes ein großes, schwarzes Viereck. Dann reichte er mir das Blatt und ein paar Farbstifte und bat mich, die Zeichnung zu vollenden. Meine erste Reaktion war, ihm nichts zu geben, ich wollte mich nicht verraten. Er sollte nicht irgendeinen hintersinnigen Test mit mir machen, um zu erfahren, was sich hinter dem schwarzen Viereck versteckte oder was auch immer er herauszufinden versuchte. Ich hatte so viel verloren, ein bisschen musste ich mir doch bewahren. Aber dennoch nahm ich die Farben und begann zu malen. Was nicht leicht war, da meine Hände ja bandagiert waren, aber es ging, wenn ich die Stifte zwischen den Handflächen einklemmte. Auf diese Weise füllte ich das Blatt mit Farben. Blutrote Kreise, schäfchengraue Vierecke, einsamblaue Dreiecke, frühlingsgrüne Blasen und löwengoldene Halbmonde. Und viel mehr. Als ich fertig war, war das ganze Blatt voller Farben und Formen, und das schwarze Viereck war ein Teil des Musters. Ich gab das Blatt dem Pfleger zurück, der es sich ansah und mich dann anlächelte. »Ich hab dein ganzes Blatt kaputtgemacht, Arnhild«, sagte er. »Ich habe ein großes, schwarzes Viereck in die Mitte gemalt, das alles kaputtgemacht hat, und dann auch noch mit Tusche, so dass du es nicht wegmachen konntest. Es ist noch da, aber du hast ein Muster darum gemalt, zu dem jetzt das Viereck gehört. Jetzt ist es nicht mehr hässlich, und jetzt macht es auch nichts mehr kaputt. Es ist natürlicher Teil eines bunten Ganzen geworden. Es gibt keinen Grund, dass du nicht auch das Gleiche mit deinem Leben machen könntest.«

Und das tat ich. Meine Seiten sind nicht leer. Das Viereck ist noch da, aber es macht nichts kaputt. Es ist ein Teil des Ganzen – ein Teil meines Lebens. Es brauchte etwas Zeit, aber wir haben es geschafft. Und ich habe alle Farben des Malkastens verwendet.

Bibliographie

Atkinson, R.L., Atkinson, R.C., Smith,E.E., Bem, D.J & Nolen-Hoeksema, S. (1996). *Hilgard's Introduction to Psychology*. Orlando: Harcourt Brace College Publishers.

Bentsen, H. (1998). *Predictors of expressed emotion in relatives of patients with schizophrenia or related psychoses.* Doktorgrad. Oslo: Medisinsk fakultet.

Bjerke, André: *Moro-vers*, Oslo 1982.

Brickman, P., Rabinowitz, V.C., Karuza, J., Coates, D., Cohn. E. & Kidder, L. (1982). *Models of helping and coping*. American Psychologist: Journal of the American Psychological Assosiation, 37 (4), 368 – 384.

Dahl, A. A., Eitinger, L., Malt, U. F. & Retterstøl, N. (2000). *Lærebok i psykiatri*. Oslo: Universitetsforlaget.

Dahl, Alv et.al. (1994). *Lærebok i psykiatri*, Oslo: Universitetsforlaget.

Green, Hannah (1973). *Ich hab dir nie einen Rosengarten versprochen.* Stuttgart: Radius.

Knardahl, S. (1998). *Kropp og sjel. Psykologi, biologi og helse.* Oslo: Universitetsforlaget.

Lagerlöf, Selma: *Keiserinnens skattkiste*. Legender og historier, norsk overs. Finn Halvorsen, Oslo 1960.

Major, B. & Crocker, J. (1993). Social stigma. I D.M. Mackie & D.L. Hamilton (Red.), *Affect, cognition, and stereotyping.* (S. 345–368). San Diego: Academic Press.

Markus, H. & Ruvolo. A. (1989). Possible Selves: Persona-

lized Representations of Goals. I Pervin, L.A. (Red.), *Goal Concepts in Personality and Social Psychology*. New Jersey: Lawrence Erlbaum Associates, Publishers.
Scott, R.A. (1981*). The Making of Blind Men. A Study of Adult Socialization*. New Brunswick: Transaction Books.